NOUVEAU MANUEL

DE

THÉRAPEUTIQUE DOSIMÉTRIQUE

DÉPOSÉ

Bruxelles. — Imprimerie et lithographie Vᵉ Ch. Vanderauwera,
rue des Sables, 16.

NOUVEAU MANUEL

DE

THÉRAPEUTIQUE DOSIMÉTRIQUE

OU

TRAITEMENT DES MALADIES PAR LES MÉDICAMENTS SIMPLES

COMPRENANT

LA SYMPTOMATOLOGIE, LA THERMOMÉTRIE
ET L'UROLOGIE
AVEC DES TABLEAUX SYNOPTIQUES RÉSUMANT LES FAITS
PRINCIPAUX DE LA CLINIQUE

Ouvrage particulièrement destiné aux praticiens

PAR

LE DOCTEUR BURGGRAEVE

PROFESSEUR ÉMÉRITE DE L'UNIVERSITÉ DE GAND (BELGIQUE)
AUTEUR DE LA *Nouvelle Méthode dosimétrique.*

CINQUIÈME ÉDITION
revue et augmentée d'une préface

Paris

A L'INSTITUT DOSIMÉTRIQUE
CH. CHANTEAUD ET Cie

RUE DES FRANCS-BOURGEOIS, 54

1884

« Il ne faut pas s'arrêter au
» mot : *Médecine dosimétrique*,
» qui pourrait donner l'idée d'une
» réforme générale. Il y a eu, par
» exemple, une médecine physiolo-
» gique ; il y a une *méthode dosi-*
» *métrique*. Ainsi ramenée à ses
» proportions, l'œuvre du profes-
» seur de Gand reste considé-
» rable. »

MARCHAL (de Calvi).

« La médecine actuelle a dé
» de ses voies naturelles ; elle
» perdu son noble but : celui
» guérir ou de soulager. La th
» rapeutique est rejetée sur le de
» nier plan. Sans thérapeutiqu
» cependant le médecin n'est plu
» qu'un inutile naturaliste, pas-
» sant sa vie à reconnaître, à
» classer, à dessiner les maladies
» de l'homme. C'est la thérapeu-
» tique qui élève et ennoblit notre
» art ; par elle seule il a un but ;
» et j'ajoute que par elle seule cet
» art peut devenir une science. »

AMÉDÉE LATOUR.
(*Union médicale*.)

« Si on veut faire de la thérapeutique *réelle*, il faut agir vitalement Il
aurait dans ce sens toute une révolution à faire ; mais il n'y a pas de révolu
tion possible en thérapeutique, *parce que la thérapeutique n'existe pas*. »

CL. BERNARD (*Leçons orales au Collège de France*).

PRÉFACE

Le *Manuel de médecine dosimétrique* publié en 1873, ayant été rapidement épuisé, j'aurais pu en faire une nouvelle édition ; mais Boileau a dit :

> Vingt fois sur le métier, remettez votre ouvrage.

J'ai donc préféré refaire mon travail en entier.

D'ailleurs, les vues de la dosimétrie n'étaient pas aussi nettes alors qu'aujourd'hui ; elles étaient encore obscurcies par la bouteille à encre de la polypharmacie. Maintenant elle sait ce qu'elle veut et où elle va.

Ce qu'elle veut, c'est la jugulation des maladies aiguës au debut, afin de faire sortir l'art de guérir de ces fondrières où s'engloutissent toute sécurité et toute confiance dans le praticien.

Est-il étonnant que devant l'impuissance presque absolue de l'allopathie (nous en trouvons la preuve dans l'abstention du plus grand nombre des médecins dans les cas aigus), le charlatanisme lève la tête et envahisse le domaine de la médecine, comme les maraudeurs des champs de bataille?

A cause des nombreuses altérations de texture — qu'on ne sait pas prévenir faute d'une thérapeutique efficace — la marche de la médecine est devenue presque impossible, tant est lourd le bagage anatomo-pathologique que l'École organicienne grossit chaque jour — comme ces rois de l'Inde qui allaient en guerre avec un luxe de chariots et qui se faisaient battre par un ennemi moins nombreux mais moins embarrassé qu'eux.

Hippocrate ne connaissait point cet attirail pseudo-scientifique; il était vitaliste. C'est ce qui le fait encore considérer aujourd'hui comme le père de la médecine, bien que celle-ci date du berceau de l'humanité.

Dès que l'homme s'est mis à observer la nature, il a trouvé le remède à côté du mal. Ainsi, il employa d'abord les SIMPLES, sans se douter qu'ils renferment des principes extractifs (comme la gangue les métaux précieux).

Avant la découverte du quinquina, les médecins guérissaient les fièvres intermittentes avec des plantes croissant dans les marais, — l'arbre du Pérou lui-même est un habitant des régions palustres de l'Amérique du Sud.

Aujourd'hui, nous nous servons de la quinine, et les fièvres n'en sont que mieux coupées; aucun médecin n'oserait donc s'en abstenir.

Il doit en être de même des fièvres continues — qu'on abandonne à ce qu'on nomme la force médicatrice de la nature, comme si la nature, dans ces fièvres — pas plus que dans les fièvres intermittentes — pouvait se passer d'aide.

C'est parce que nous sommes chirurgien que l'idée de juguler ces fièvres nous est venue. Voyant tant d'opérations faites dans les meilleures conditions et avec tout le soin nécessaire, échouer par suite de la fièvre dite *traumatique* (1), nous avons voulu conjurer cette dernière, et par un même ordre de moyens que la quinine, c'est-à-dire par les *excito-moteurs* ou alcaloïdes.

C'est ainsi qu'au début des inflammations, nous administrons l'acide phosphorique et le sulfate

(1) Cette désignation implique une fatalité qui n'existe point, puisque beaucoup d'accidents ou opérations graves se passent sans fièvre, si on sait s'y prendre à temps.

de strychnine, afin de prévenir la paralysie des vaisseaux.

En effet, le processus inflammatoire dépend de la stase du sang dans les tissus irrités, et de son échauffement : d'où, des produits d'exsudation, de suppuration ou autres, auxquels sont dus les hétéromorphies ou lésions anatomo-pathologiques.

Toute phlegmasie doit donc être prévenue par les nervins ; c'est là un point important qui, pour nous, domine toute la thérapeutique des affections aiguës.

Aussi en avons-nous fait la base de notre système dosimétrique.

Mais la fièvre, une fois allumée, doit être éteinte par les alcaloïdes défervescents : aconitine, vératrine, digitaline. Pour cela, il faut en déterminer exactement les doses.

On comprend que nous dûmes d'abord tâtonner. Les auteurs de *Matière médicale* avaient fixé des doses *maxima*, c'est-à-dire qu'on ne pouvait dépasser sans danger d'empoisonnement. Nous voulûmes en avoir le cœur net, et nous nous mîmes à expérimenter sur nous-même. Ainsi nous prîmes de l'aconitine à la dose d'un demi-milligramme à la fois, et à des intervalles déterminés (un quart heure); et ayant tenu compte avant, de la chaleur et du pouls, nous pûmes constater à quelle dose il faut porter le remède pour arriver au degré de saturation de l'organisme où le pouls et la chaleur se dépriment au-dessous de la moyenne physiologique.

Nous tirâmes de ces expériences cette conclusion : que si dans l'état apyrétique il faut aller jusqu'à quatre milligrammes, par exemple, dans l'état pyrétique il faut dépasser cette dose autant de fois que le pouls et la chaleur sont eux-mêmes plus élevés au-dessus de la moyenne physiologique; par conséquent, que si pour amener un abaissement du calorique animal de 2 degrés, il faut deux milligrammes d'aconitine, pour l'abaisser de 4° c., il en faudra seize, et quelquefois davantage — car il faut compter avec les idiosyncrasies ou les impressionnabilités individuelles.

Les résultats cliniques ont confirmé ces calculs, car nos opérés atteints de fièvre traumatique, avec 40, 41° c. de calorique animal et un pouls à 120, après dix, quelquefois vingt granules d'aconitine au demi-milligramme, donnés un par un, à un quart d'heure ou à une demi-heure d'intervalle, voyaient leur fièvre tomber, *quelle que fût la gravité de l'accident*.

La première règle de la dosimétrie était donc

trouvée : « Qu'il faut aller jusqu'à effet thérapeutique ou curatif, et cela à des intervalles d'autant plus rapprochés que la maladie met plus de rapidité à parcourir sa période dynamique ou vitale : c'est-à-dire qu'aux maladies aiguës, il faut opposer un traitement aigu, et aux maladies chroniques, un traitement chronique. »

La seconde règle est celle de la *dominante* et de la *variante* du traitement ; la première (la dominante) s'adressant à la cause du mal, la seconde (la variante) aux effets.

On conçoit le motif de cette distinction : la cause morbide une fois constatée, le traitement reste le même, cette cause ne variant pas. Ainsi la syphilis constitutionnelle réclame les iodés, le rhumatisme goutteux les alcalins, à cause de l'acescence des humeurs ; mais les effets de ces maladies varient d'après les individus et les systèmes ou organes sur lesquels ils portent leur action. On a ainsi à combattre, tantôt la douleur, tantôt le spasme, tantôt des exsudations ou des hypersécrétions. Le proverbe : *Sublata causa tollitur effectus*, reste toujours vrai ; mais entre-temps, l'individu souffre et il faut le soulager ; ou bien, les tissus se désorganisent : voilà pourquoi il faut varier les remèdes d'après la nature des maladies.

On a reproché à la médecine dosimétrique d'être purement symptomatique; mais ce reproche est loin d'être fondé, puisque d'une part elle s'attaque à la cause, et que de l'autre c'est une symptomatologie raisonnée, c'est-à-dire tenant compte de l'anatomie, de la physiologie et de la pathologie.

On nous permettra de reproduire ici les lignes suivantes que le docteur Spring a écrites dans la préface de sa *Symptomatologie* ou *Traité des accidents morbides* — livre que les médecins ne sauraient assez méditer :

« Une sorte de défaveur pèse depuis trop longtemps sur la symptomatologie. Si elle ne se justifie pas, elle s'explique du moins par la tendance qui est propre à la médecine de nos jours. En effet, à force de concentrer l'attention sur les lésions anatomiques, on s'est habitué peu à peu à regarder les troubles des fonctions comme des reflets insignifiants, variables et incertains. Puis, comme c'était précisément contre la médecine dite *symptomatique* qu'on avait à lutter, il était naturel que l'étude des symptômes fût entraînée avec elle dans une commune réprobation.

» Et pourtant, quelque sincère que soit l'admiration que l'on professe pour les progrès réalisés à l'aide des travaux anatomiques, microscopiques et chimiques; quelque convaincu qu'on soit de l'insuffisance d'un diagnostic et d'une thérapeutique purement symptomatiques, il n'en est pas moins vrai que ces troubles fonctionnels demeurent le sujet principal et la préoccupation du médecin et du malade.

» Hélas! il est si rare de guérir (1), tandis qu'il est toujours urgent de soulager. La douleur, le spasme, la paralysie, toutes les maladies des nerfs sont-elles connues, même de la médecine rigoureusement scientifique, autrement que comme des accidents purement fonctionnels?

» Et dans les maladies chroniques — *incurables* la plupart — que reste-t-il à faire, même au médecin le plus savant, sinon à rechercher

(1) Il faut enregistrer cet aveu de la part d'un médecin aussi savant que Spring. C'est—il faut bien le dire—qu'il n'était pas thérapeutiste, pas plus que les allopathes en général. Et il fut une des victimes de ce nihilisme, lorsque atteint par une fièvre aiguë, on ne sut rien faire pour la couper. A différentes reprises nous avions fait des tentatives pour le rallier à notre système, mais toujours il nous opposa le *non possumus!* c'est-à-dire : « Nous ne pouvons revenir de nos errements. » Autant vaudrait dire : « Périsse l'humanité plutôt que le principe. » Dans notre service d'hôpital, on voit chaque jour la médecine dosimétrique à l'œuvre, et le *Répertoire*, dans un de ses derniers numéros (juin 1876), a donné une statistique qui se clôture par 0 morts; et cependant ce relevé porte sur les cas les plus graves. Les médecins des hôpitaux ne sauraient entrer assez tôt dans cette voie, où il y a économie de temps et d'argent, sans compter les chances de guérison. Sans doute, les administrations hospitalières n'ont pas à se mêler dans les traitements des médecins, mais ceux-ci aussi ne devraient pas être considérés comme omnipotents au point d'être infaillibles. — C'est bien pour les choses spirituelles.

et à remplir les indications symptomatiques?

» Je ne parle pas des obstacles qui, dans la pratique de tous les jours, s'opposent si souvent à l'exploration méthodique complète des organes et, par conséquent, à l'établissement d'un diagnostic certain de la lésion.

» Enfin ai-je besoin de démontrer combien le diagnostic *rationnel* préalable, s'appuyant exclusivement sur les symptômes, facilite, dans tous les cas, le diagnostic matériel et physique? »

Nous irons plus loin que le professeur que l'université de Liége a perdu et, avec lui, une de ses lumières les plus brillantes (1): Ce diagnostic *matériel* ou physique ne sert plus à rien quand la lésion organique est établie, sinon à prouver *qu'on ne peut plus rien faire.*

Nous exceptons les cas chirurgicaux, où il s'agit d'un traitement physique et matériel (puisque c'est toujours ce mot qu'on jette à la tête du médecin — qui a cependant le plus à compter *avec les forces*); mais alors même il s'agit de

(1) C'est un des mérites de la Belgique de n'être point exclusive. La nationalité est un sentiment louable, mais quand il n'est pas mesquin. La Belgique — il faut bien lui rendre cette justice — accueille tous les mérites, n'importe d'où ils viennent. Autrefois elle envoyait ses savants au dehors; Vésale, Dodonnée, Van Helmont, n'étaient point sans doute de médiocres génies. Ce que l'étranger lui donne aujourd'hui n'est que le payement d'une dette contractée par lui autrefois.

compter avec les symptômes, c'est-à-dire avec la vitalité.

Nous nous expliquons.

Ce n'est pas faire la cure des symptômes que d'y opposer toujours des moyens soit *contraires*, soit *semblables*. C'est en cela que pèchent, à la fois, allopathes et homœopathes (1).

En médecine dosimétrique on ne suit point les symptômes, on les interprète pour satisfaire au vœu de la nature. Un symptôme est toujours quelque chose de désordonné, d'antiphysiologique, qu'il s'agit de faire cesser le plus tôt possible, afin de rétablir l'état normal. Un individu souffre d'une violente colique intestinale — un *miserere* — : est-ce toujours par les opiacés qu'on la détendra? On l'augmentera au contraire si, comme il arrive souvent, il y a paralysie. C'est plutôt alors à la strychnine qu'il faut avoir recours. Or, nous le demandons, quelle doit être ici le guide? L'expérimentation clinique. C'est pourquoi le professeur Spring dit encore :

« La méthode physiologique a été puissante pour renverser des erreurs séculaires ; elle a mis à nu la faiblesse d'une foule de doctrines patho-

(1) C'est un malheur pour la médecine, de s'être érigée en systèmes. Que dirait-on de celui qui voudrait réformer les lois du système planétaire? Le génie de l'homme est bien petit quand il veut se substituer à la nature.

logiques; mais d'un autre côté — il faut en convenir — *elle a peu édifié jusqu'ici.*

» La physiologie — de même que la chimie et la physique — quand elle se transporte sur le terrain de la médecine, est irrésistible à l'égard des faits simples; mais en clinique il s'agit presque exclusivement de faits complexes. Le rôle des sciences pures se réduit alors trop souvent à poser des problèmes et à donner des promesses pour l'avenir.

» Combien d'hommes de talent n'avons-nous pas vus succomber sans profit, à la recherche de ce qu'on pourrait nommer la médecine de l'avenir?

» D'ailleurs n'est-il pas vrai que les physiologistes ressemblent aux systématistes, dont la médecine d'aujourd'hui a appris à se défier?

» Qu'on parle d'une formule physiologique ou d'une doctrine générale quelconque : dans l'un et l'autre cas on risque de dénaturer les faits, d'enchaîner l'observation et de forcer les conclusions.

» La vraie médecine est encore aujourd'hui celle d'Hippocrate, de Sydenham, de Stoll : la médecine qui se maintient sur le large terrain de l'observation et n'obéit ni aux systèmes ni aux théories.

» Pour rendre l'observation plus complète et

plus fidèle elle accepte avec reconnaissance le concours que les sciences physiques et naturelles peuvent lui prêter ; pour la généralisation, elle accepte leurs décrets ; dans sa marche, elle cherche constamment à s'en rapprocher, mais jamais elle ne perd de vue que ses mérites à elle sont des vérités collectives et brutes. » (Ouvrage cité.)

Nous ne saurions mieux exprimer la marche de la médecine dosimétrique, qui « se maintient sur le large terrain de l'observation clinique et n'obéit ni aux systèmes ni aux théories. »

Ainsi, c'est l'observation clinique qui apprend à reconnaître l'asthénie dans la sthénie ; au lieu de laisser les forces vitales s'épuiser par l'inaction ou une médication débilitante, elle dit, au contraire, qu'il faut les fortifier par les excito-moteurs. Ce sera la gloire de la méthode dosimétrique d'avoir inscrit la strychnine (arséniate, sulfate) en tête des moyens antiphlogistiques ; d'avoir appris à faire usage des alcaloïdes défervescents (aconitine, vératrine, etc.) à petites doses, répétées coup sur coup jusqu'à effet thérapeutique ou curatif ; de s'être servi des agents simples comme d'une pierre de touche pour reconnaître le véritable caractère des maladies (1).

(1) On a reproché à la médecine ses tâtonnements. Eh bien ! c'est là

Tels sont les principes qu'on trouvera dans ce nouveau Manuel, en attendant que nous puissions terminer le travail de longue haleine que nous nous proposons de publier si nous conservons jusque-là la force et la santé. Quant au plan que nous avons suivi, le voici :

A. Nous nous sommes occupé d'abord des maladies sthéniques, où nous avons fait voir qu'il existe *toujours* de l'asthénie, comme dans l'ordre physiologique lui-même : ainsi quand l'estomac souffre de la faim, il s'irrite, s'injecte et finirait par s'enflammer si on ne satisfaisait ce besoin par les aliments. Dira-t-on dans ce cas qu'il y a sthénie plutôt qu'asthénie ? C'est le cas des fièvres en général, qui *toutes* réclament l'emploi des excito-moteurs au début. Quand ce principe sera bien compris on verra la médecine reverdir, comme un champ débarrassé des mauvaises herbes.

Les congestions ne se soustraient pas à cette loi générale ; pas plus que les inflammations. Aussi est-ce à ce point de vue que nous avons étudié ces trois ordres de maladies ;

B. Nous nous sommes occupé ensuite des

une preuve de prudence et de sagesse. Si la maladie est le plus souvent un ennemi caché, est-ce à dire qu'il faille agir à tour de bras, comme cet aveugle, dont parle Barthez, qui frappe autour de lui avec un bâton, trop heureux si c'est la maladie seule qu'il atteint !

diathèses ou vice de nutrition, en les ramenant à des altérations de vitalité et non à une vaine iatro-chimie ;

C. Nous avons particulièrement insisté sur la thermométrie. Le thermomètre est, en effet, le manomètre du médecin, puisque par lui il reconnaît le degré de pression intra-vasculaire. Il lui indique quand il doit donner les excito-moteurs pour couper la fièvre et prévenir ainsi les désordres organiques trop souvent mortels. Aussi nous avons reproduit les lois formulées par Wunderlich, dont les travaux thermométriques ont ouvert au médecin une voie sûre pour reconnaître la nature sthénique ou asthénique des maladies. Ce n'est donc plus le cas de dire :

Devines si tu peux et choisis si tu l'oses,

qui rendait le praticien si perplexe, et qui a été cause de tant de discussions — malheureusement sur la tombe des malades — ; le médecin a aujourd'hui un guide sûr dans la thermométrie ;

D. Enfin nous avons consacré un long chapitre à l'urologie, qui aujourd'hui constitue un élément certain de diagnostic. Les anciens en avaient la conscience ; mais la science leur manquait pour s'assurer de la nature des dépôts. Ils devaient s'en tenir aux seuls caractères physiques, c'est-à-dire de trouble ou de limpidité. On reconnaît aujourd'hui l'état du sang par les urines, et partant les maladies qui peuvent en résulter. Il était donc nécessaire d'y appeler l'attention des praticiens.

Autrefois il y avait l'*uromancie*, comme il y avait la *chiromancie* : on prétendait lire dans les urines comme dans les lignes de la main. Ce qu'il y avait de plus clair, c'était l'argent que ce charlatanisme procurait. Il n'en est pas de même de l'urologie, science *sérieuse*, basée à la fois sur la chimie et la physiologie.

Voilà le plan du nouveau Manuel que nous offrons aux adeptes de notre méthode, en les remerciant d'avoir bien voulu entrer dans cette voie sans arrière-pensée et surtout sans fausse honte — car ce qui retient encore beaucoup de médecins, c'est la peur de renier leur passé. Nous leur dirons qu'il n'y a pas de honte à suivre le progrès.

Juillet 1876.

Dr Burggraeve.

DU TRAITEMENT DOSIMÉTRIQUE

DES MALADIES AIGUËS

Afin de bien préciser ce traitement, nous distinguerons les maladies en *vitales* et en *organiques* ou *anatomo-pathologiques*.

C'est dans leur période première ou dynamique que les maladies doivent être jugulées.

L'école anatomo-pathologique ne faisant rien pour cela, a laissé s'établir une foule de lésions matérielles qui — nous en avons la conviction — disparaîtront du cadre nosologique quand on aura compris ces paroles du docteur Amédée Latour, que nous avons prises pour épigraphe de notre livre, et qui constituent la condamnation la plus formelle de l'école organicienne :

« La médecine actuelle a dévié de ses voies naturelles ; elle a perdu de vue son noble but, celui de soulager ou de guérir. La thérapeutique est rejetée sur le dernier plan. Sans thérapeutique cependant,

» le médecin n'est plus qu'un inutile naturaliste, passant sa vie à reconnaître, à classer, à dessiner les maladies de l'homme. C'est la thérapeutique qui élève et ennoblit notre art ; par elle seule, il a un but ; et j'ajoute que par elle seule, cet art peut devenir une science. » *(Union médicale.)*

—

Il faut bien le reconnaître, avant la dosimétrie, la doctrine de la jugulation des maladies aiguës n'était admise que pour les fièvres intermittentes — où l'on emploie la quinine et ses divers sels — ; la dosimétrie est venue prouver qu'il en est de même pour les fièvres rémittentes et continues, par un même ordre de moyens, c'est-à-dire les alcaloïdes.

Il est vrai de dire que Hahnemann a entrevu cette possibilité, par sa loi des semblables ; mais indépendamment que cette loi n'est pas constante, il est descendu tellement bas dans les doses, qu'il est tombé dans le mythicisme. Sans ce travers — que ses séides ont encore exagéré — l'honneur de la réforme de la thérapeutique lui serait revenu. Personne ne lui contestera du moins d'avoir ouvert la voie à la pharmacodynamique, puisque jusqu'à lui on avait marché en aveugle dans l'ornière de l'empirisme. En faisant voir que l'*Aconitum*, le *Veratrum* font tomber la fièvre tout aussi bien que la saignée, Hahnemann a rendu un grand service aux médecins et aux malades : aux premiers, en les rendant plus certains de leurs cures ; aux seconds, en leur en épargnant les déboires. Il a préparé ainsi l'avénement de la dosimétrie, en portant le premier coup de hache dans le fourré des codex officiels.

La dosimétrie emploie des médicaments d'une action à la fois certaine, rapide et agréable, d'après le précepte de Celse en chirurgie : « *Tuto, cito, jucunde.* » Il ne saurait donc y avoir de motif ou prétexte pour le médecin à se refuser d'adopter cette méthode. Le médecin est le ministre de la nature, *naturæ minister* (et non *magister*, comme d'aucuns prétendent), il doit donc la satisfaire dans tous ses vœux : or, c'est aller à l'encontre de ses vœux qu'affaiblir l'organisme quand il fait tout ses efforts pour repousser l'agent morbide.

Deux novateurs — de nos jours — se sont trouvés en présence : Brown et Broussais. — Lequel a eu raison, lequel a eu tort? — Nous répondrons : l'un et l'autre. Toutefois, Brown a mieux compris la nature que Broussais, puisque derrière la sthénie il a entrevu l'asthénie. Mais ses moyens d'action étaient grossiers : au lieu d'inciter il a excité (1); c'est-à-dire qu'à

(1) Cette distinction entre l'incitation et l'excitation vitales, quoique spécieuse en apparence et ayant l'air d'un paradoxe, est très-importante au point de vue de la pratique. Il est évident que lorsque nous excitons, c'est-à-dire irritons les tissus ou les organes, on les affaiblit. On diminue en même temps la somme de la vitalité générale. Aussi Brown et ses disciples, en donnant les stimulants diffusibles, augmentaient l'adynamie. C'est ce que Broussais leur a reproché avec raison. Mais il a eu tort, de son côté, de voir la sthénie partout. Il y a irritation, partant, dépense exagérée de forces vitales. Il faut donc rétablir l'équilibre de ces dernières, c'est-à-dire proportionner la défense à l'attaque. Quand ces idées seront comprises, il n'y aura plus de fièvres et d'inflammations dans le sens que les organiciens y attachent.

une irritation il n'a su opposer qu'une irritation nouvelle. Si au lieu des médicaments incendiaires de l'allopathie il avait eu à sa disposition les alcaloïdes défervescents, de grands désastres eussent été évités à l'humanité souffrante.

—

C'est ce que fait la dosimétrie, et c'est là sa force. C'est là ce qui l'a fait adopter d'emblée par tous les médecins consciencieux, en dehors des vues de l'école qui, prêchant exclusivement l'organicisme, s'est éloignée de plus en plus de la doctrine d'Hippocrate, c'est-à-dire du vitalisme.

—

Qu'est-ce que la vie? Bichat a dit que c'est la résistance à la mort—et on a blâmé cette définition, parce que c'est résoudre une inconnue par une autre. Et cependant c'est tout ce qu'on peut dire. Quand une place est assiégée et que l'ennemi bat en brèche un point de ses fortifications, ses défenseurs font tout pour le renforcer : derrière les remparts existants, ils en élèvent d'autres. Ainsi fait la nature : elle fortifie les points attaqués en doublant, en triplant la résistance vitale. Broussais a donc eu tort en voyant partout matière à saignées, comme Brown en incendiant les sources vives de l'organisme attaqué.

Ceci dit, nous pouvons aborder notre sujet.

Traitement dosimétrique des fièvres.

Une des manifestations de la vie, c'est le calorique propre. Quand ce calorique diminue, c'est la maladie; — quand il disparaît, c'est la mort; quand il augmente, c'est l'épuisement vital. — Pour continuer notre comparaison de tantôt, c'est comme les places de guerre, qui, tout en se défendant avec énergie, épuisent leurs munitions.

—

On sait aujourd'hui que le calorique animal est sous la dépendance du système nerveux vaso-moteur; toutes les causes qui tendent à enrayer l'action de ce dernier produisent la fièvre.

Or, parmi ces causes, les unes sont plus déprimantes que les autres; il y en a même qui annihilent complétement la caloricité ou l'action des nerfs vaso-moteurs.

FIÈVRES MIASMATIQUES ALGIDES. — FIÈVRES PALUDÉENNES PERNICIEUSES. — CHOLÉRA INDIEN.

Torti a nommé *fièvre algide*, la fièvre intermittente pernicieuse dont le stade de froid se prolonge pendant la plus grande partie de l'accès.

C'est une sidération nerveuse où la réaction ne peut se faire ou est insuffisante.

La fièvre est dite *masquée* quand elle prend la forme d'une autre maladie, d'après l'organe ou l'appareil organique où elle se localise.

Au début de notre carrière médicale, en 1826, étant interne à l'hôpital civil de Gand, nous avons eu occasion d'observer une épidémie de fièvre pernicieuse, revêtant toutes les formes. Cette fièvre, de nature palustre, avait été déterminée par le creusement d'un canal à la mer, à travers des marais séculaires. Parmi les malades qui furent amenés à l'hôpital civil, les uns étaient sans connaissance, dans un état comateux ou apoplectiforme, d'autres déliraient, d'autres crachaient du sang; quelques-uns présentaient les symptômes de la pleurésie, de la pneumonie, etc., et ces symptômes, une fois l'accès fini, disparaissaient. Il n'y avait que le pouls et la chaleur qui pussent mettre sur la voie de la nature de l'affection; en effet, il était très-accéléré et très-dépressible. Dans la période de réaction, la chaleur animale s'élevait à 41° c. Donné en temps, le sulfate de quinine prévenait l'accès suivant et sauvait les malades. Tous ceux chez qui cette précaution ne fut pas prise moururent. L'autopsie fit voir les organes congestionnés de sang veineux, mais nulle part des produits inflammatoires : soit d'exsudation, soit suppuration.

L'arséniate de quinine fait merveille dans les fièvres algides, avec la strychnine, l'aconitine et la vératrine.

Un granule de chaque, de demi-heure en demi-heure, dès que la période de froid est passée, c'est-à-dire que l'absorption est libre.

En donnant ces médicaments pendant la période de chaleur sèche, on abrége cette dernière et on empêche les congestions.

L'état algide consiste dans une paralysie des nerfs vaso-moteurs, c'est pourquoi la strychnine, notamment l'arséniate, doit être employée. L'aconitine et la vératrine agissent comme défervescents, et la quinine comme antipériodique. (*Voir le Manuel* LA FIÈVRE.)

Choléra indien.

La fièvre algide de 1826 a été l'avant-coureur du choléra indien ; en effet, en 1832, le fléau venait faire étape chez nous, après avoir traversé la Russie, de l'est à l'ouest, s'arrêtant successivement à Moscou, à Saint-Pétersbourg, à Varsovie, pour arriver au Rhin par Breslau et Berlin. Nous notons cet itinéraire, afin de prouver que le choléra est une affection miasmatique dont les germes se dispersent au loin et suivent une marche déterminée, comme on l'a observé dans chaque épidémie.

La maladie s'annonce, tantôt par des symptômes prodromiques ou prémonitoires caractérisés par un dérangement abdominal, tantôt éclate brusquement par des crampes violentes, un abaissement de la température périphérique, au point que le malade est glacé au dehors, tandis qu'il brûle au dedans (1).

(1) Nous croyons faire plaisir à nos lecteurs en mettant ici sous leurs yeux la relation d'un cas de choléra par le naturaliste Victor Jacque-

On calmera la soif et l'ardeur épigastrique par de petits morceaux de glace dans la bouche, et une vessie remplie de glace, sur l'épigastre.

La réaction s'étant faite, on la soutiendra par l'hydro-ferro-cyanate de quinine.

Un granule de chaque de demi-heure en demi-heure.

et la digilatine afin de rappeler les urines.

Un granule de demi-heure en demi-heure.

Ce traitement sera continué tant que la circulation et la chaleur ne seront pas redevenues normales.

mont. Ils y verront combien la médication employée contre cette terrible maladie était incendiaire.

Poona, juillet 1832.

« Soudine, mon domestique indou, 25 ans, d'une santé parfaite et d'une conduite régulière, s'abstenant de toute liqueur spiritueuse et presque entièrement de nourriture animale, vendredi soir, 5 juillet, fut pris de coliques; évacuations alvines fort nombreuses de matières blanchâtres, plus abondantes, suivies, au bout d'une heure, de vomissements. C'est alors seulement qu'on me rapporte sa maladie. Son attitude annonce une grande prostration de forces; il se plaint de ténesme, le pouls est très-faible, les pieds un peu froids. Les évacuations se répètent plus de dix fois en une heure, par en haut et par en bas; leur nature est la même : c'est un fluide peu visqueux quoique épais, d'un blanc grisâtre, sans odeur. Faire coucher le malade et le couvrir chaudement, des bouteilles d'eau chaude aux pieds et serviettes chaudes sur le ventre; administrer 20 gouttes d'ammoniaque dans une cuillerée d'eau. Le malade avale sans se plaindre cette drogue *brûlante*, mais au bout de deux minutes la vomit. — De 7 à 11 heures du soir, administré quatre autres doses semblables, dans les intervalles où le vomissement naturel est calmé, mais il n'en garde pas une plus de trois minutes dans l'estomac. A l'une de ces doses je mêle 20 gouttes de laudanum; il la rejette aussitôt après l'avoir avalée. La chaleur naturelle se retire rapidement des extrémités; les pieds sont plus froids que les mains; les jambes se refroidissent, les bras aussi; le pouls n'est sensible qu'après des efforts de vomissements; les évacuations alvines sont plus rares; la respiration est accélérée; le corps se refroidit graduellement, mais le malade se plaint d'une chaleur intérieure qui le brûle et lui fait écarter violemment ses couvertures. Il arrache ses vêtements et demande qu'on le laisse nu. Ces invasions subites et passagères de chaleur intérieure ne se laissent apercevoir que par un relèvement passager de

Si, au contraire, pendant la période de réaction, la chaleur reste mordicante et monte à 40, 41° c., on donnera des alcaloïdes défervescents : aconitine, vératrine.

Un granule d'heure en heure.

Jusqu'à ce que la réaction soit tombée.

On nourrira le malade avec du bouillon et du lait au sel, dès que les vomissements auront cessé.

On ne saurait nier qu'il n'existe une grande analogie

la chaleur du tronc ; le front seul transpire alors une sueur froide et gluante, mais le refroidissement des jambes n'est sujet à aucun retour accidentel. Crampes dans les cuisses, spasmes des muscles de l'abdomen dans les invasions de la chaleur interne. La peau de la paume des mains et de la plante des pieds devient dure et rude, les ongles se décolorent et blanchissent, les yeux commencent à se creuser et à se corner d'un arc intérieur plus petit, plus profond et plus noir, et d'un arc plus grand au niveau du bord supérieur de l'os maxillaire, sur la crête osseuse de la partie inférieure de l'orbite ; leur mouvement se ralentit, leur éclat s'obscurcit. A minuit, donné au malade 8 grains de calomel dans une cuillerée d'eau sucrée et aromatisée ; mais les vomissements qui se répètent constamment après un intervalle de quelques minutes, sans être accélérés par le remède, l'expulsent au moins en grande partie. A une heure du matin, samedi, donné une autre dose égale de calomel, avec 20 gouttes de laudanum, rejetée au bout de deux minutes. Passé le reste de la nuit sans donner autre chose à boire qu'un peu d'eau sucrée quand il se plaint de soif, ce qui ne lui arrive que dans les invasions subites de la chaleur interne. Le samedi matin, point de pouls, que par intervalle, après les efforts convulsifs de vomissements ; aggravation de tous les symptômes d'hier ; les jambes plus froides, les yeux plus enfoncés, la physionomie plus altérée, plus cadavérique ; les vomissements et les selles n'ont cessé toute la nuit. Dans les intervalles du vomissement, le malade sommeille, il a sa connaissance obtuse. Administré à 8 heures du matin, dans un intervalle de calme comparatif, une potion de laudanum et de sous-carbonate d'ammoniaque, édulcorée et aromatisée avec de l'essence de menthe. Les évacuations, *qui se répétaient déjà moins fréquemment avant ce remède*, continuent de moins en moins abondantes, mais leur nature ne varie aucunement. Vers midi, quelques crampes fort violentes. Le malade se plaint toujours dans ces crises nerveuses d'une chaleur atroce ; elle n'affecte pas les extrémités, mais réchauffe seulement pour un instant les bras et les cuisses, et couvre son corps et son front d'une chaleur gluante qui entre le choléra indien et les fièvres intermittentes pernicieuses. Feu le docteur Everard, qui a observé deux épidémies concomitantes de ces fièvres à Saint-Pétersbourg, nous en a donné une relation que nous croyons devoir reproduire ici, parce que peu de médecins la connaissent. Nous le laisserons parler :

« Le pouvoir absorbant de l'intestin était totalement suspendu, et cet organe, au lieu d'absorber, ne faisait que sécréter la matière des évacuations. L'urine a été supprimée dès le commencement. La maladie a duré quarante-huit heures environ, sans se ralentir un mo-

se refroidit aussitôt. Le pouls reparaît alors un moment faible et irrégulier. Le sentiment de brûlure universelle dont se plaint le malade dans les accès spasmodiques subsiste quelque temps encore après les spasmes, dans le ventre et l'estomac. Dans le jour, je fais donner une cuillerée d'eau sucrée au malade quand il demande à boire, ce qu'il fait rarement. Les vomissements ne se répètent plus que cinq à six fois par heure et, les évacuations alvines que deux à trois fois. A 4 heures du soir, nouvelle dose de la potion du matin; elle est pareillement rejetée au bout de dix minutes, dans le premier effort qui suit, du vomissement; la respiration devient plus laborieuse, tous les autres symptômes s'aggravent; les forces décroissent graduellement, le refroidissement continue et la sensibilité s'éteint. Dans la nuit, le malade a des selles plus rares; comateux dans les intervalles de repos. Deux doses de 8 grains de calomel chacune, administrées, comme le vendredi, le samedi soir, à l'entrée de la nuit, et gardées chacune au moins un quart d'heure. Le dimanche matin, le malade n'entend et ne parle plus, cependant il reconnaît encore ma voix quand je lui crie son nom; les yeux éteints et fixes, comme s'ils étaient morts; cependant il me dit qu'il me voit encore, mais confusément. A 8 heures, je lui fais prendre une pilule de 3 grains de calomel et de 1 grain d'extrait gommeux d'opium, qu'il n'avale qu'à grand'peine. On lui frotte le ventre avec des serviettes chaudes imbibées de laudanum pour calmer les douleurs violentes dont il se plaint dans cette partie. Les bouteilles d'eau chaude tenues aux pieds dès l'invasion du mal, ne les ont jamais réchauffés, même à la surface, qui reste froide posée sur la bouteille bouillante. Il ne vomit ni n'évacue plus ; sa tête s'appesantit; sa respiration s'embarrasse, devient suspirieuse, tout son corps se couvre de sueur. Après ce dernier effort de la nature et quelques minutes de râle, il expire sans convulsions, à 9 1/2 heures du matin. »

Victor Jacquemont ajoute avec une naïveté qui prouve sa sincérité :

« Aucune des médecines données au malade n'a exercé la moindre influence sur le cours de la maladie. »

ment, jusqu'à la mort du malade. La prostration seule des forces paraît avoir modéré la violence des évacuations, quinze ou vingt minutes après l'invasion. Le malade, accablé par la fatigue et l'épuisement consécutif de ses efforts, alors qu'il n'était pas déchiré par la douleur violente de ces efforts mêmes, paraissait, dès le commencement où je le vis, absorbé entièrement et privé de tout pouvoir de réflexion ; il n'y avait pas de perturbation des facultés intellectuelles, jamais de délire, mais un appesantissement qui augmenta sans cesse ; près d'une heure avant la mort, le malade ne parut effrayé, ni même soucieux de sa fin. »

—

Ayant assisté à quatre épidémies de choléra asiatique, nous pouvons juger de la fidélité du tableau que nous venons de mettre sous les yeux de nos lecteurs. Nous avons pu nous assurer également combien le traitement allopathique employé à cette époque, a fait de mal. Pendant la première période de l'épidémie, la mortalité a été de 80 p. c. Ce n'est qu'au déclin de l'épidémie que la mortalité est descendue à 20 p. c., mais alors on faisait peu ou point de médication.

(Voir notre ouvrage : *Le Choléra indien*, etc.)

Sans pouvoir apporter des faits à cet égard, nous pensons que le traitement dosimétrique aura des résultats plus favorables. Ce traitement devra consister dans le lavage intestinal par le sel de Sedlitz, après chaque vomissement

Une cuillerée à café dans un verre d'eau avec de la fleur d'orange et dans l'intervalle des vomissements, la strychnine (sulfate) et l'hyosciamine.

Un granule de chaque, de quart d'heure en quart d'heure, dans l'intervalle des vomissements.

Le docteur Everard continue : « A une petite distance de l'hôpital des cholériques était placé celui destiné aux malades ordinaires. Le contingent que fournissaient les fièvres intermittentes était assez grand ; ainsi, pouvant passer avec facilité d'un malade atteint de choléra à celui qui souffrait d'un violent accès de fièvre intermittente, j'ai cherché à reconnaître les points de contact qui existent entre le début bien prononcé d'une fièvre intermittente aiguë et celui d'un accès de choléra. En effet, que se passe-t-il quand l'accès de la fièvre intermittente a lieu ? La peau devient froide, le pouls faiblit graduellement, il est à peine sensible, la figure s'altère, les yeux sont cernés, la voix faible et tremblottante. Si les frissons augmentent, la respiration devient anxieuse, une teinte pâle et bleuâtre se fait remarquer aux lèvres et aux mains, il y a des envies de vomir et même des vomissements. Supposez maintenant une aggravation forte et rapide de tous ces symptômes, vous aurez un fidèle tableau d'un début de choléra confirmé. Si l'accès, dont je viens de rapporter quelques symptômes, a été des plus violents, bien qu'il ne soit question encore que d'une fièvre intermittente, on voit souvent surgir quelque affection locale, surtout dans la muqueuse gastro-intestinale, et tous les symptômes secondaires qui en dépendent, tels que congestion cérébrale et tendance au typhus. J'en ai vu un bien grand nombre d'exemples; c'était précisément le point caractéristique de l'épidémie meurtrière qui a ravagé Groeningen en 1826. J'appelle surtout l'attention sur ce point, qui a été observé plus particulièrement au grand hôpital de Crasno-Sélo : c'est que les malades atteints de fièvre intermittente montraient une tendance à l'état typhoïde, comme nous l'avons vu chez les cholériques. Quel remarquable rapprochement entre ces deux ordres de maladies! Le choléra diffère de la fièvre intermittente par sa grande impétuosité et la durée du froid; les principaux organes de la vie en sont si fortement éprouvés, que la réaction est nécessairement lente et difficile, et qu'un deuxième accès est presque impossible; cependant si on observe bien un cholérique, on voit manifestement des efforts douloureux, des retours de crampes et de vomissements se montrer avec des intervalles plus ou moins réguliers de calme et de sédation. Ce fait est de la plus haute importance, et tous les médecins auxquels je l'ai communiqué n'ont point tardé à se convaincre de sa réalité. »

—

Voici le traitement institué à Saint-Pétersbourg sur quatre malades atteints de choléra. Ce traitement fut spécialement dirigé contre le principe intermittent : en conséquence, des lavements composés de 1/20 de grain d'extrait alcoolique de noix vomique et de 2 à 4 grains de sulfate de quinine dans un mucilage d'amidon, avec une faible quantité de camphre. Ces lavements étaient répétés de deux en deux heures, jusqu'à

2

6 à 8. Ce traitement ayant été favorable, on l'appliqua à vingt autres cholériques : un mieux sensible ne tarda pas à se laisser apercevoir chez la plupart ; les symptômes typhoïdes firent complétement défaut. « La raison en est simple » — dit le docteur Everard — « après une atteinte de choléra l'estomac a été fortement irrité, et y introduire des médicaments irritants, c'est pousser à la prostration et même à la grangrène. Dans le traitement de ces fièvres graves qui règnent au Caucase, le sulfate de quinine est porté à des doses énormes, et encore il manque le plus souvent son effet. Je pense que dans ces cas, ainsi que chez les cholériques, l'estomac est trop lésé pour tirer parti de ce remède ; il faudrait préférer la voie plus utile de l'intestin rectum. J'espère que les expériences qui seront faites dans ces contrées viendront bientôt confirmer le résultat que j'en attends. »

Ces expériences nous les avons faites, et elles nous ont prouvé que les petites doses de quinine répétées à courts intervalles, réussissent mieux que les fortes doses données à des intervalles plus longs.

Fièvre jaune ou vomito-negro.

Cette fièvre est également due à une cause miasmatique. Elle règne ordinairement dans l'Amérique du Sud, à l'embouchure des grands fleuves. Son invasion s'annonce par un violent mal de tête, un malaise général, avec lassitude, prostration générale, et des alternatives de frisson et de chaleur sèche; la coloration rouge de la face et des yeux; la langue d'abord rouge et sèche, surtout sur les bords et à la pointe, se couvre d'un enduit jaunâtre, puis plus brun, la déglutition est difficile, l'épigastre tendu et rénitent, et il survient des vomissements opiniâtres de matières d'abord bilieuses, puis noires, des coliques, des selles liquides et fétides, également bilieuses, puis noires. Bientôt apparaissent des symptômes d'ataxie, et le malade meurt au milieu des phénomènes d'une décomposition putride.

—

On voit d'après ces symptômes qu'il s'agit d'un violent empoisonnement. Saigner ne servirait de rien puisque c'est le sang qui se décompose. Tout au plus appliquera-t-on des sangsues ou des ventouses sur les points les plus menacés; comme dérivatifs.

Comme dans le choléra, on procédera immédiatement au lavage intestinal par le sel de Sedlitz et les limonades acidulées (citron, vinaigre), et on donnera l'arséniate de caféine, le sulfate de strychnine et l'hyosciamine, afin de calmer le spasme de l'estomac et la céphalalgie.

Un granule de chaque (ensemble) dans l'intervalle des vomissements, toutes les demi-heures.

Dès que la réaction commencera à se faire, on la soutiendra par la quinine (arséniate ou hydro-ferrocyanate).

Un granule de demi-heure en demi-heure.

Si la chaleur se maintient à 40° ou 41° c., on donnera l'aconitine et la vératrine

Un granule de chaque (ensemble) toutes les demi-heures.

Voilà le traitement qui a été expérimenté au Brésil, par un médecin qui a eu l'heureuse idée d'y introduire la méthode dosimétrique, et qui a rendu compte dans le Répertoire des résultats qu'il en a obtenus. Ces résultats ne pouvaient manquer d'être favorables, puisque le traitement s'applique à la fois à la cause et aux effets de la maladie. (*Voir Manuel* LA FIÈVRE.)

Typhus.

Le typhus est une fièvre adynamique et ataxique due à un miasme animal; aussi le voit-on se déclarer partout où il y a encombrement : dans les hôpitaux, les prisons, dans les camps, à bord des navires. La fatigue, la mauvaise nourriture, la démoralisation viennent augmenter ses ravages.

La stupeur générale, les yeux, fixes et éteints, le decubitus de plomb, l'impossibilité de se mouvoir, les rêvasseries, le coma vigil, le tremblement musculaire, les fuliginosités, l'haleine et les défécations fétides, les pétéchies, les transsudations hémorrhagiques, indiquent la décomposition du sang.

C'est l'ensemble de ces symptômes qui doit dicter le traitement : ainsi on insistera dès le début sur le lavage intestinal par le sel Sedlitz, tant que la bouche ne sera pas nettoyée et que les gardes-robes resteront fétides. A cet effet, on donnera une boisson composée de fleurs de sureau et sel de Sedlitz, une cuillerée à potage de sel par livre de boisson, et édulcorée par du sirop de limon : d'heure en heure un verre. Dans l'intervalle, on fera prendre au malade de la strychnine (arséniate), de la vératrine et de la caféine (arséniate).

Un granule de chaque, de quart d'heure en quart d'heure.

dans le but de combattre l'état adynamique et ataxique.

La réaction s'étant faite, c'est-à-dire le pouls s'étant relevé, on la soutiendra par la quinine (arséniate, hydro-ferro-cyanate).

De chaque un granule par demi-heure (ensemble).

jusqu'à ce qu'on ne remarque plus de différence de la température aux diverses heures de la journée. Il est rare que cette température excède alors 39° c.

Toutefois si elle montait à 40° ou 41° c., on reprendrait la vératrine avec l'aconitine, pour faire descendre le calorique et calmer les phénomènes nerveux.

On insistera sur le lavage intestinal, le matin.

Une cuillerée à café sel Sedlitz, dans un verre d'eau.

Pour toute boisson, de l'eau fraîche, dont le malade est fort avide, mais par petites gorgées, afin de ne pas introduire trop d'eau dans le sang et de ne pas produire des troubles du côté des voies urinaires.

Les urines restant rares et ammoniacales, on donnera la digitaline.

Un granule d'heure en heure, en alternant avec l'aconitine et la vératrine, si celles-ci sont encore nécessaires.

On nourrira le malade le plus tôt possible, afin de ne pas entretenir sa faiblesse. On lui donnera donc par cuillerées et par gorgées du bon bouillon et du vin vieux. Grâce à ce traitement et à ce régime, on coupera court à la fièvre, au lieu de la laisser parcourir ses septenaires, comme on le fait par la méthode expectante ou des prescriptions banales.

—

Du moment qu'il est admis que le typhus est une fièvre d'accès (et il ne saurait y avoir doute à cet égard, puisque entre la température du soir et celle du matin il y a une différence de 1 à 1 1/2° c. et que le malade éprouve des alternatives de frisson et de chaleur), il faut la traiter comme telle, c'est-à-dire par les alcaloïdes défervescents et antipériodiques. La strychnine (arséniate) est nécessaire dès le début de la fièvre, parce que la prostration est fort grande, et qu'il faut avant tout relever la vitalité.

—

La jugulation du typhus est pour nous un fait démontré, ayant souvent à traiter ces affections dans notre service d'hôpital. Il nous arrive même de recevoir des malades qui sont entrés dans le deuxième septénaire, et où l'hébétude du facies et les tremblements musculaires peuvent faire craindre que déjà les méninges ne soient entreprises. Grâce à l'arséniate de strychnine, à l'arséniate de caféine, à la vératrine, à la digitaline, d'après les symptômes, il est rare que ceux-ci ne s'amendent et disparaissent petit à petit.

—

Comme nous l'avons dit au commencement de ce livre, le médecin est le ministre de la nature, il faut donc qu'il lui vienne en aide. C'est dans les moments urgents qu'une médication énergique est indispensable.

Peste d'Orient.

La peste d'Orient est une affection voisine du typhus, puisqu'elle est également d'origine animale. Ce qui la caractérise, ce sont des bubons gangréneux aux aînes, aux aisselles, plus rarement aux régions parotidiennes, où se forment, au contraire, des oreillons dans le typhus. Au reste, les symptômes d'adynamie et d'ataxie sont les mêmes.

Desgenettes, qui a eu occasion d'observer la peste d'Orient dans l'expédition d'Égypte, a admis trois degrés : le premier, caractérisé par une fièvre légère avec bubons ; le deuxième, par une fièvre plus forte et bubons ; le troisième, par la fièvre avec délire, bubons gangréneux, anthrax au dos, aux fesses, dans la paroi abdominale.

Ces degrés, qui marquent l'évolution du principe miasmatique, pourront être mitigés par le traitement dosimétrique. Sans avoir d'expérience personnelle à cet égard, nous conseillerons le même traitement que dans le typhus : Sel Sedlitz pour le lavage intestinal, arséniate de strychnine et arséniate de quinine, contre la prostration et les accès.

Un granule de chaque de demi-heure en demi-heure.

Boissons acidulées, bouillons, vins généreux. On suivra donc soigneusement la marche thermométrique de la maladie, et si la température animale reste à 40, 41° c., on la fera descendre par l'aconitine et la vératrine.

On aura soin de lotionner tout le corps avec du vinaigre aromatisé, dans de l'eau.

Diphthéries.

Les diphthéries sont caractérisées par des exsudations couenneuses qu'on avait considérées comme des produits inflammatoires, mais qu'on sait aujourd'hui être le produit d'organites qui s'attachent aux muqueuses. Ce sont donc des maladies parasitaires, comme l'oïdium de la vigne.

Ces maladies présentant généralement un caractère épidémique et contagieux, il faut admettre que les germes des parasites répandus dans l'air, venant à s'attacher à la muqueuse par leurs pénicilles ou suçoirs, y produisent cette exsudation ou couenne qui leur sert de réceptacle ou nidimentum, où ils s'évoluent et se multiplient de manière à étendre le champ de la contagion (1).

Il faut donc détruire les germes des parasites et parer aux désordres qu'ils ont produits.

La première indication se trouvera remplie par l'administration du sulfure de calcium, le parasiticide par excellence, comme le prouve le traitement de la vigne.

Huit à dix granules par jour.

et le jus de citronen collutoire, pour détruire les fausses membranes.

Quant à l'empoisonnement général (ces infiniment petits étant d'ordinaire vénéneux, preuve, les petites étoiles ou infusoires qui produisent la fièvre de moules), on le neutralisera par les vomitifs : émétique, émétine, selon qu'on a affaire à des adultes ou des enfants.

Un granule de quart d'heure en quart d'heure, jusqu'à effet.

et le lavage intestinal par le sel de Sedlitz

Une cuillerée à café dans un verre d'eau.

Quant à la fièvre, on la combattra par la strych-

(1) La nature parasitaire des diphthéries ne saurait plus être contestée aujourd'hui, puisqu'elle a été démontrée par le microscope. Ce que les anciens nommaient les *monades*, ce sont ces infiniment petits qui flottent dans l'espace et qui, par moments, entrant dans les couches inférieures, c'est-à-dire notre champ respiratoire, nous envahissent par tous nos pores. Là où ils rencontrent de la résistance vitale, ils sont repoussés ou meurent, comme la mauvaise herbe dans un champ bien engraissé. Ceci prouve que dans les épidémies il faut se fortifier et non s'affaiblir.

nine (arséniate), la quinine (arséniate, hydro-ferro-cyanate), la première, contre la prostration, la seconde, contre les accès.

Un granule de chaque de quart d'heure en quart d'heure (ensemble), jusqu'à sédation.

S'il se manifeste des symptômes de spasme, surtout du côté de la respiration et de la déglutition, on les combattra par l'hyosciamine et l'aconitine.

Un granule de chaque (ensemble) toutes les demi-heures.

Parmi les diphthéries, il faut ranger :

1° *La rhinite jettatoire ou morve.* — Cette maladie est rarement spontanée ou primitive chez l'homme, qui la contracte le plus souvent de chevaux morveux. La membrane pituitaire est d'un rouge brun, comme rugueuse, à cause du développement des glandules mucipares, qui sécrètent un liquide visqueux, blanchâtre, puis jaunâtre, qui est très-contagieux. Il y a larmoiement par suite de l'extension de l'irritation, le long du canal nasal. Les ganglions lymphatiques environnants s'engorgent (gourmes).

Il ne faut donc pas confondre la rhinite jettatoire ou morfondure, avec le coryza, où l'écoulement est séreux, bien cependant qu'il acquière quelquefois une âcreté qui attaque les narines et les lèvres.

Le coryza procède ordinairement des sinus frontaux ou maxillaires, dont la membrane est presque une séreuse ; la morfondure s'attaque, au contraire, aux glandules muqueuses. Quelquefois, elle remonte des poumons, dans les cas où le principe de la morve a été introduit par la respiration (morve pulmonaire). La fièvre qui l'accompagne est très-intense et doit être combattue, dès le début, par l'arséniate de strychnine et l'arséniate de quinine, afin de parer aux symptômes de prostration et de périodicité, car, comme dans toute fièvre d'absorption, il y a accès ou redoublements.

Un granule de chaque de demi-heure en demi-heure, puis, d'heure en heure, à mesure que la fièvre se calme.

On fera renifler au malade de l'eau chlorurée, et on donnera le sel Sedlitz comme rafraîchissant.

2° Les *stomatites exsudatives : aphtheuse, pultacée, pseudo-membraneuse ou couenneuse,* toutes dues à la même cause et réclamant le même traitement. Pour que cette diphthérie ait lieu, il n'est pas toujours nécessaire d'épidémie, puisque les microzymas se forment dans les exsudats qui sont le résultat d'irritations locales ou de manque de soins de propreté. S'il s'agit d'enfants à la mamelle, on fera prendre les remèdes à la nourrice, et on se bornera pour les premiers, aux moyens externes.

3° *L'angine couenneuse,* également caractérisée par la formation de plaques, concrétions polypeuses, fausses membranes dues aux parasites, comme les polypiers aux polypes, déterminant l'occlusion des premières voies et menaçant de suffocation. Le traitement ne saurait donc être assez actif : on touchera l'arrière-gorge avec du jus de citron pur, et on donnera le sulfure de calcium jusqu'à ce que les gaz intestinaux répandent une odeur d'hydrogène sulfuré. Non-seulement ce gaz n'est pas nuisible, mais il empêche au contraire la formation des composés ammoniacaux (carbonate) qui amènent l'état typhoïde en décomposant le sang.

On fera le lavage intestinal avec le sel de Sedlitz, et on combattra la fièvre par l'arséniate de quinine, et, les accès étant coupés, par l'aconitine et la vératrine.

Un granule de chaque toutes les demi-heures, jusqu'à sédation.

4° *Le croup.* — Il y a le croup par extension de l'angine couenneuse et le croup d'emblée. Ce dernier est le plus dangereux, à cause de la difficulté d'atteindre les fausses membranes ou couennes qui s'étendent quelquefois à tout l'arbre trachéal. Il faut donc administrer dès le début l'émétique ou l'émétine

Un granule de l'un ou de l'autre tous les quarts d'heure, jusqu'à effet.

et, le vomissement produit, donner le sulfure de calcium, jusqu'à production de gaz sulfhydriques.

La fièvre d'accès sera combattue par l'hydro-ferrocyanate de quinine.

Un granule de demi-heure en demi-heure, jusqu'à cessation de l'accès.

5° *La coqueluche.* — Nous rangeons la coqueluche parmi les diphthéries, parce qu'elle attaque les voies respiratoires et qu'elle est essentiellement contagieuse. La maladie procède par accès ou quintes, et quoiqu'il n'existe point de fausse membrane, la secrétion est filante et se détache difficilement; de là, la toux précédée d'une longue inspiration et ayant ce bruit particulier au cri du coq.

Nous croyons pouvoir conclure de nos observations que la coqueluche est due à des parasites du genre des *penicilliums*, qui s'attachent à la muqueuse du larynx et de la trachée artère, et que l'épithelium vibratile ne parvient point à écarter. Sur la trachée d'un enfant de trois ans, mort dans un accès d'asthme, produit par la coqueluche, nous avons constaté au sommet des prolongements vibratiles ces petits corpuscules qui, comme le carmin, nous ont fait voir le mouvement Brownien.

Ce qui vient encore à l'appui de cette opinion, c'est que les préparations sulfureuses calment les accès de la coqueluche. Nous avons également prescrit, avec succès, à l'intérieur, le sulfure de calcium.

Trois à quatre granules par jour pour un enfant de 3 à 4 ans.

La fièvre qui accompagne la coqueluche, et dont les accès peuvent être mortels, doit être combattue par l'aconitine et l'hydro-ferro-cyanate de quinine.

De chaque un granule, dans l'intervalle des quintes.

On se gardera des narcotiques, mais on facilitera l'expectoration par le sirop d'ipéca. S'il survient de la broncho-pneumonie caractérisée par des râles sibilants et craquements humides, la difficulté de respirer, avec injection de la face, pouls à 110, chaleur à 40° c., etc., on la combattra activement par les révulsifs aux extrémités inférieures, le sel de Sedlitz, pour dégager le trajet intestinal, et la vératrine, qu'on poussera jusqu'au controstimulisme.

Un granule de demi-heure en demi-heure, jusqu'à effet.

Le danger étant passé, on reviendra à l'hydro-ferrocyanate de quinine, afin de prévenir de nouveaux accès.

Un granule de demi-heure en demi-heure, jusqu'à sédation complète.

La coqueluche est restée jusqu'ici rebelle aux moyens de l'art parce que ceux-ci ont été mal employés, ou plutôt pour n'avoir pas été employés du tout, car ce n'est pas médicamenter la maladie que de s'en tenir aux expectorants. En bonne thérapeutique, il faut, à la fois, combattre la cause et les effets. C'est ce que fait la dosimétrie.

La coqueluche, en prenant une forme épidémique fait de nombreuses victimes parmi les enfants en bas âge. Les adultes n'en sont pas à l'abri.

On aurait donc tort de la considérer comme une affection banale. (*Voir Man.* MALADIES DES ENFANTS.)

6° *L'œdème de la glotte ou laryngite virulente.* — Nous avons constaté cet accident — qui peut être promptement mortel — à la suite des morsures dans les cas d'hydrophobie rabique. Il ne faut pas que la rage soit nettement dessinée; l'individu, alors que la plaie est déjà en voie de cicatrisation (ce qui indique l'incubation plus ou moins longue du virus rabique) est pris tout à coup d'une constriction ou spasme laryngien, avec voix rauque et expulsion de fines bulles ; la respiration est sifflante, embarrassée ; la face s'injecte, et les yeux prennent cet éclat et cette expression d'anxiété qui caractérise les maladies striduleuses. La peau est chaude (40° c.) et le pouls vif, petit, accéléré.

Le malade est dans un état d'agitation extraordinaire, et vague hors de son lit, surtout si l'accès survient la nuit, comme c'est d'ordinaire. Le deuxième ou le troisième accès est mortel, parce qu'il se termine par l'œdème de la glotte.

Il n'y a donc pas, à proprement parler, de diphthérie, mais la cause, qui est un venin, l'en rapproche.

Quant au traitement, inutile de cautériser la plaie, puisque celle-ci est en voie de réparation. On peut cependant le faire par surplus de précaution.

On donnera à l'intérieur l'hydro-ferro-cyanate de quinine, la digitaline et l'hyosciamine, afin de calmer l'accès et de diminuer l'effort congestif du cœur.

Un granule de chaque de quart d'heure en quart d'heure, jusqu'à sédation.

Celle-ci obtenue, on la confirmera par une potion de chloral et le chlorhydrate de morphine.

Un granule avec une cuillerée à bouche de sirop de chloral, qu'on répétera au besoin si le sommeil tarde à se produire au bout d'une demi-heure.

On reprendra la médication, s'il y a encore menace de suffocation.

Telle sera la médication de la rage, contre laquelle nous ne connaissons pas encore de spécifique.

On a considéré cette terrible affection—qu'on dit être spontanée chez les chiens — comme une hystérie. Il est possible que l'excitation génésique y soit pour beaucoup, puisque la rage se déclare rarement chez les chiens qui vaguent à l'état de nature, comme en Orient. En tout état de choses, on donnera le camphre bromé à la moindre excitation de ce genre.

Un granule de demi-heure en demi-heure, jusqu'à sédation.

On plongera l'animal, par son train de derrière, dans l'eau froide.

Le plus rationnel, serait de ne pas condamner ces animaux à une vie contre nature et d'en restreindre le nombre par l'impôt. C'est surtout chez les chiens de race, qu'on tient par caprice, que l'excitation génésique peut aller jusqu'à l'hydrophobie. Ce sont donc ces ani maux surtout qu'il faut supprimer.

Un médecin italien, le docteur Marochetti, a signalé dans la rage, de chaque côté du frein de la langue, une petite vésicule, renfermant un liquide citrin, et qu'il considère comme les réservoirs du virus rabifique. Ces vésicules ne sont rien que les canaux salivaires dont le goulot s'est obstrué : or on sait que c'est par la salive que le virus se transmet. On fera donc prudemment de cautériser ces grenouillettes en miniature.

On a considéré le genêt des teinturiers (*Genista tinctoria*) comme un préservatif de la rage : il faut croire que cette plante n'agit que par ses vertus purgatives et diurétiques.

—

7° *L'angine de poitrine.* — C'est une affection qui se

rapproche également des diphthéries, parce que, indépendamment du spasme trachéal, les bronches s'obstruent d'un liquide filant, et que l'œdème pulmonaire peut en être la conséquence.

La maladie prend quelquefois une forme épidémique, par suite de certaines conditions miasmatiques de l'atmosphère. La maladie procède par accès et est caractérisée par un spasme rétro-sternal, avec respiration sifflante, gêne de la respiration, palpitations.

Il ne faut pas la confondre avec la sternalgie dont nous parlerons plus loin. (Voir *Névralgies*.)

Il faut combattre l'angine de poitrine par l'hydroferro-cyanate de quinine, la digitaline et l'hyosciamine.

De chaque un granule de demi-heure en demi heure, jusqu'à sédation.

On appliquera sur la poitrine un large vésicatoire camphré, et on dégagera le canal intestinal par le sel Sedlitz, après que l'on aura obtenu l'effet sédatif par les granules

---

Fièvres éruptives.

Les fièvres éruptives se distinguent par leur contagiosité, et quelques-unes, comme la variole, sont inoculables. On avait cru par là pouvoir en empêcher le développement ou le retour, mais l'expérience a démontré que la virulence n'en existe pas moins. Il a donc fallu que Jenner constatât la vertu préservatrice du vaccin.

Le vaccin semble étendre sa préservation à toutes les maladies éruptives et même exsudatives ; aussi ces maladies sont-elles devenues moins fréquentes et moins virulentes, depuis que la vaccination s'est généralisée.

La vaccine n'est nullement une variole mitigée, par son passage de l'homme à la vache, comme on l'a prétendu ; c'est une affection localisée sur le pis de la vache et qui produit à peine, chez cette dernière, un mouvement fébrile, tandis que l'inoculation de la variole est le plus souvent mortelle pour l'animal, comme le docteur Sunderland l'a prouvé par ses expériences. (Nous renvoyons pour toutes ces questions à notre grand ouvrage : *Monument à Jenner ou Histoire générale de la vaccine).*

Toutes les fièvres éruptives sont caractérisées par une période d'incubation, d'autant plus longue que l'empoisonnement a été plus intense, et qui se reconnaît à une prostration générale, un sentiment de lassitude, un mal de tête sourd, un mal de reins, les urines troubles, etc. On peut déjà prévoir à quelle espèce de fièvre éruptive on va avoir affaire par les symptômes cérébro-abdominaux, catarrhaux ou d'angine. Ainsi s'il s'agit d'une variole, ce seront surtout les symptômes cérébraux et abdominaux qui prédomineront. Si c'est la scarlatine, ce seront les symptômes gutturaux, ou une gêne de la déglutition. Si c'est la rougeole, au contraire, ce seront les symptômes catarrhaux : coryza, larmoiement, toux bronchique, gêne de la respiration, avec des râles légèrement sibilants.

Dans cette période de la maladie, il faut procéder au lavage intestinal par le sel Sedlitz tous les matins, et donner l'arséniate de strychnine, afin que l'économie ait la force nécessaire pour l'évolution ou le rejet du virus à la surface ou par la peau : car on sait que ce sont les éruptions qui ne se font pas qui sont les plus dangereuses. La fièvre n'en est que plus intense et les désordres internes plus graves. Aussi on voit survenir alors la méningite, l'angine, la pleuro-pneumonie, sans qu'il y ait éruption interne. Ce n'est donc pas l'éruption qui a été répercutée, mais c'est celle-ci qui ne s'est pas faite. On observe, au contraire, que l'éruption externe coïncide avec une éruption interne, comme dans la variole, où des boutons se forment dans la bouche, l'arrière-bouche, les voies digestives et respiratoires. De là, un autre danger qu'il faut également prévoir.

Donc, dans la période d'incubation des fièvres éruptives, il faut inciter la force vitale par l'arséniate de stychnine.

Un granule toutes les heures, jusqu'à ce que l'éruption ait lieu.

Si la fièvre, qui ne tarde pas à apparaître, est très-intense : chaleur à 40° et 41° c., pouls à 120, à l'arseniate de strychnine, on ajoutera l'aconitine ou la vératrine.

Un granule de chaque (ensemble) de demi-heure en demi-heure, jusqu'à défervescence.

Il se produit alors une détente : la peau devient moite, le pouls mollit, la chaleur descend à 39°, 38° c., et l'éruption se fait sans orage, sans agitation, sans délire, sans trouble du côté de la respiration ou de la digestion.

S'il survient du délire, on donnera la digitaline, comme dans le délire nerveux.

Un granule d'heure en heure, jusqu'à sédation.

La digitaline aidera à la détente générale par la diaphorèse et la diurèse.

Une fois l'éruption faite, on se bornera à des soins d'hygiène, à moins qu'il ne se déclare des symptômes d'absorption ou septicémie.

Dans ce cas, eu égard aux rémissions et redoublements de la fièvre, qui indiquent que la vitalité est profondément déprimée, on donnera l'arséniate et l'hydro-ferro-cyanure de quinine.

Un granule de demi-heure en demi-heure, tant que le thermomètre indique des variations dans la température animale.

La quinine agit ici comme excito-motrice et empêche les congestions internes. Ce serait une grave erreur et en même temps un immense danger que d'attendre pour donner le fébrifuge qu'il y ait apyrexie. On attendrait en vain, ou plutôt on laisserait périr le malade. C'est surtout dans les fièvres éruptives que l'expectation est dangereuse et le plus souvent mortelle.

Dans les fièvres éruptives, on croit trop généralement qu'il faut une incubation artificielle, en surélevant la température de l'appartement.

C'est une très-grande erreur, puisqu'on empêche ainsi l'évolution de la maladie. Il faut une température modérée, et demander la défervescence aux alcaloïdes. A l'hôpital civil de Gand, les salles sont chauffées uniformément à 16°, 17° c., et on s'en trouve bien, puisqu'il y a ainsi moins de complications. Ainsi, non-seulement il n'y a pas plus de bronchites, de pneumonies, mais celles-ci sont en général bénignes, grâce à l'air constamment renouvelé par une machine à vapeur. La ventilation se fait de haut en bas, c'est-à-dire que les couches déclives ou infectées, sont rejetées au dehors par les couches supérieures d'air pur que la machine foule dans la salle. C'est donc surtout à la pureté de l'air qu'il faut veiller.

Les fièvres éruptives ou exanthèmes aigus, sont trop connues pour qu'il soit nécessaire d'y insister ici; ces fièvres ne sont d'ailleurs dangereuses que par leurs complications : pour la variole, l'entéro-gastro-méningo-encéphalite; pour la scarlatine, l'angine gangréneuse; pour la rougeole, la broncho-pneumonie, le médecin devra donc se tenir en garde contre ces complications et les combattre, dès leur apparition, non par les débilitants, mais par des incitants vitaux. Autrefois on ne savait pas ce que c'était qu'inciter; on excitait, c'est-à-dire qu'on épuisait la vitalité. Ainsi, quand on révulse, on n'apporte aucune force à l'économie; au contraire, on affaiblit cette dernière. Il faut donc, avant tout, s'attaquer à la cause du mal et parer à ses effets: C'est ce que fait la dosimétrie par la *dominante* et la *variante*.

FIÈVRE SEPTICÉMIQUE OU INFECTION PUTRIDE.

La fièvre *septicémique* ou due à la résorption de l'ichor putride, s'observe dans les grandes plaies et opérations où le détritus des tissus donne lieu à un virus extrêmement pénétrant et qui exerce sur le sang et les organes une action délétère. Aussi les effets de cette décomposition sont-ils extrêmement rapides.

La fièvre se dessine par de violents frissons, alternant avec une chaleur sèche, mordicante (pouls à 120, chaleur 40-41° c.), et après deux ou trois accès, le malade n'est plus reconnaissable, tant il a maigri. Son teint devient jaune, ictérique, preuve que le foie est attaqué. Cependant ce n'est pas la bile qui est passée dans le sang, ce sont plutôt les matières ichoreuses qui ont décomposé ce dernier; les tissus ayant perdu leur cohésion, il se forme un état ecchymotique général. Le blessé rêvasse, quelquefois il délire. Successivement il se forme des points d'engorgement dans les poumons, les articulations, les muscles, les viscères abdominaux : les reins, la rate, le foie, avec œdème environnant et formation d'abcès multiples, qui débutent par des espèces de noyaux. Ce sont les globules rouges et les globules blancs du sang qui en forment la base.

Il se produit ainsi, non ce que les anciens croyaient des métastases purulentes, ou la conversion du sang en pus, mais de véritables inflammations locales sourdes, et cependant tout aussi réelles que les abcès idiopathiques, dont ils présentent tous les caractères.

On peut déterminer ces abcès artificiellement en introduisant dans les vaisseaux d'un animal des caillots de sang broyés. Ces faibles parcelles, lancées à travers le torrent circulatoire et s'y arrondissant comme les galets de la mer, simulent des globules qui obstruent les capillaires, les rompent et vont se déposer dans le tissu cellulaire ambiant.

Dans la fièvre septicémique, ce sont les globules altérés du sang qui font office d'emboles.

Mais avant cela, il y a altération vitale due à l'introduction de l'ichor.

C'est cette altération qu'il faut prévenir, soit qu'on entraîne l'ichor fait à fait de sa formation, par des courants d'eau, soit qu'on l'empêche de se former par les matières antiseptiques, telles que l'acide phénique, l'esprit-de-vin camphré, les solutions de permanganate de potasse, l'acide salicylique, etc.

Parmi ces pansements, nous signalerons ceux au plomb, parce qu'il se forme ainsi à la surface de la plaie une couche de sulfure noire, qui empêche la décomposition putride ou la formation du carbonate d'ammoniaque, lequel étant absorbé, donne lieu à l'adynamie et l'ataxie qui caractérisent la septicémie.

Dans ces derniers temps, on a attribué la fermentation putride à de petits corpuscules vivants ou organules, auxquels on a donné les noms de *microzymas*, *microzoaires*, *vibrions*, *bactéries*. Que ces organules existent, il n'y a pas de doute, mais on les trouve dans notre sang, nos humeurs et même dans nos tissus, aussi bien à l'état physiologique qu'à l'état pathologique, et on ne voit pas pourquoi ils produiraient la fièvre plutôt dans ce dernier état que dans le premier.

Il faut donc toujours en venir au trouble ou altération de la vitalité ; la preuve, c'est qu'en relevant cette dernière, on fait cesser la fièvre, alors même qu'il existe déjà un commencement d'altération organique. Ainsi le typhus des blessés peut se combattre comme le typhus miasmatique et par un même ordre de moyens, c'est-à-dire les alcaloïdes.

Pour cela, il est bon d'instituer un traitement préventif. M. Chassagnac a nommé *entraînement chirurgical*, l'administration, quelques jours avant une opération grave, de l'alcoolature d'aconit.

Dans un même ordre d'idées, nous donnons l'aconitine comme préventif de la fièvre d'absorption.

Cinq à six granules par jour.

Après l'opération, nous sustentons le malade par des aliments albumineux et du vin, afin d'empêcher l'appauvrissement du sang et le vide intravasculaire qui auraient pour effet d'activer la résorption des matières ichoreuses.

Il y a donc loin de cette diète absolue que prêchent quelques chirurgiens.

Afin d'activer la digestion, nous donnons la quassine et même l'arséniate de strychnine.

Trois à quatre granules par jour, aux repas.

De cette manière nous tenons le sang et les tissus au degré de ton voulu, et nous empêchons la résorption ou plutôt l'infiltration, soit intra, soit extravasculaire.

A la moindre apparence de frisson ou d'horripilation, nous administrons l'hydro-ferro-cyanate ou l'arséniate de quinine, quelquefois les deux ensemble, quand nous prévoyons une intoxication fort intense.

De chaque un granule de demi-heure en demi-heure.

La question de la septicémie peut être aujourd'hui considérée comme résolue. Ce n'est pas le pus en nature qui produit la fièvre, mais la matière ichoreuse ou virus septique qui altère le sang et déprime la vitalité. Il faut donc, non affaiblir les blessés, mais les fortifier. Il faut, en un mot, soutenir la vitalité. Les stimulants fixes ou diffusibles sont hors d'état par eux-mêmes, de produire ce résultat. La serpentaire de Virginie irrite la muqueuse digestive et le quinquina la tanne et augmente la soif et la sécheresse de la langue. On empêche ainsi l'élimination du virus ichorique, car la diarrhée dans ce cas n'est qu'un fait d'indigestion. Il faut donc recourir aux granules dosimétriques, qui étant très-solubles sont facilement absorbés et ne produisent aucune irritation, ni surchage.

Le grand point, c'est de bien observer le calorique animal ou le degré de pression intra-vasculaire, comme le machiniste consulte le manomètre. Dès que ce calorique monte au delà de 40° c. on le fera descendre à 39, 38° c., par l'aconitine, la vératrine.

Un granule toutes les demi-heures.

et si le cœur bat avec trop d'impétuosité (120 pulsations par minute), on le modérera par la digitaline.

Un granule d'heure en heure.

Car si la digitale, ainsi que l'a dit un médecin anglais célèbre — Cullen — est l'opium du cœur, il ne faut pas oublier qu'elle stupéfie comme l'opium, et que par conséquent il est dangereux de l'employer en substance, quand les pulsations artérielles sont affaiblies, comme il arrive dans l'empoisonnement miasmatique. Il faut dans ce cas faire choix de la digitaline et l'associer à une substance fixe, telle que l'arséniate de fer ou de strychnine.

De chaque un granule (ensemble ou séparément) de demi-heure en demi-heure.

CONGESTIONS. — HÉMORRHAGIES.

Ces accidents diffèrent selon qu'ils ont lieu dans le système capillaire artériel ou dans le système capillaire veineux.

Les premiers se font aux dépens du sang rouge, artériel, et sont précédés d'un effort qu'on a nommé *molimen hemorrhagicum*. Les parties congestionnées sont engorgées, et on y éprouve un sentiment de brûlant ou de bouillonnement, de ténesme, comme dans le flux hémorrhoïdal actif.

Dans le second cas, au contraire, le sang est noir ou veineux, et on éprouve un sentiment de torpeur, de lourdeur.

De là, deux traitements : par les défervescents et les excitants.

Telle congestion hémorrhagique se combattra par la saignée, la digitaline, l'aconitine, les défervescents, en un mot ; telle autre par les toniques fixes, tels que les ferrugineux, surtout l'hydro-ferro-cyanate de quinine, qui constitue aussi un puissant antihémorrhagique,

Les congestions actives excitent fortement la vitalité, et l'hémorrhagie, dans ce cas, est plutôt utile que nuisible, comme on l'observe dans l'épistaxis, dans le cours des fièvres inflammatoires. Sous ce rapport une hémoptysie peut être salutaire, même quand il existe une cause matérielle, comme les tubercules, parce qu'elle décongestionne. Il n'est donc pas toujours prudent de la couper par les astringents, mais il faut la modérer par la digitaline, l'ergotine.

De chaque un granule toutes les demi-heures.

La congestion veineuse est asphyxique de sa nature, parce que les globules sanguins rouges, privés de mouvement, ne s'oxydent plus. Ce sont ces congestions qui produisent les fièvres algides, dont nous avons déjà parlé. (Voir *Fièvres.*)

Congestions cérébrales. — Apoplexies. — Les congestions cérébrales sont la plupart veineuses, parce que les capillaires étant très-ténus, ils échappent plus facilement à l'effort congestif. La substance blanche qu'ils traversent, est très-compacte; quand elles se produisent c'est donc plutôt dans la substance grise. Malheureusement, c'est ainsi que se préparent les ramollissements cérébraux. Les personnes d'un tempérament sanguin, comme celles qui travaillent beaucoup de la tête, doivent donc entretenir la fraîcheur du sang par l'usage journalier du sel Sedlitz. Les personnes qui souffrent de migraines feront utilement usage de caféine (arséniate, sulfate).

Deux granules de chaque, de demi-heure en demi-heure, jusqu'à cessation du mal de tête.

La congestion cérébrale veineuse s'établit de proche en proche dans les sinus intra-vertébraux : aussi sont-elles souvent précédées d'hémorrhoïdes fluantes ou non fluantes. Il faut, dans ce dernier cas, décongestionner le réseau des veines hémorrhoïdaires par l'application de sangsues à l'anus.

Ces personnes feront usage d'arséniate de fer, afin de reconstituer le sang, de le rendre plus vif, plus rutilant, car dans l'état hémorrhoïdaire, il y a une vénosité qu'il faut convertir en artérialité. (Voir *Diathèses hémorrhoïdaires.*)

Arséniate de fer,
cinq à six granules par jour.

On y ajoutera l'hyosciamine ou l'atropine pour combattre le ténesme anal.

Deux granules par jour.

Mais il sera nécessaire d'observer l'action de ces alcaloïdes sur les yeux et sur le cerveau, car s'ils produisaient trop de torpeur, il faudrait y renoncer.

Fièvre cérébrale apoplectiforme. — Cette fièvre est souvent due à l'intoxication palustre. Se présentant avec tous les symptômes de l'apoplexie, elle a ceci de caractéristique qu'elle procède par accès, c'est-à-dire que les symptômes cessent brusquement pour reparaître ensuite. L'observateur attentif peut reconnaître les trois stades de la fièvre : de froid, de chaleur et de sueur.

La saignée générale pouvant être mortelle dans le premier stade, il faut toujours attendre, pour se décider, que ce stade soit passé, et on se réglera alors d'après l'état de la réaction. Si la chaleur monte au delà de 39° c. et le pouls au delà de 100, on administrera l'aconitine et la vératrine,

De chaque un granule, de demi-heure en demi-heure, jusqu'à défervescence.

et immédiatement après l'accès, on donnera la quinine (sulfate, arséniate, hydro-ferro-cyanate), afin de prévenir un nouvel accès, qui pourrait être mortel.

Un granule de demi-heure en demi-heure, jusqu'à ce que les fonctions sont revenues à leur état normal.

On insistera aussi sur l'administration du sel Sedlitz comme rafraîchissant.

Trois à quatre cuillerées à café dans un verre d'eau, et après, deux ou trois verres d'eau fraîche.

Les anciens ont admis l'*apoplexie séreuse;* celle-ci n'étant pas apparente au dehors, la face étant, au contraire, pâle, on insistera sur les mêmes moyens que pour la congestion veineuse. Quant à l'apoplexie nerveuse, elle consiste dans une paralysie du cerveau, même en dehors de toute congestion, et nécessite l'emploi de l'arséniate de strychnine.

Un granule de demi-heure en demi-heure, jusqu'à relèvement des fonctions cérébrales.

C'est-à-dire jusqu'à ce que le pouls, qui était à peine perceptible, se fasse sentir de nouveau, et que le malade reprenne connaissance. Ces paralysies peuvent simuler la mort, et l'on est quelquefois obligé dans ce cas de recourir au galvanisme.

—

Hémorrhagie cérébrale. — Elle peut être foudroyante quand le vaisseau rompu a quelque importance, et le plus souvent elle se rattache à une maladie du système artériel. — Dégénérescences athéromateuses. (Voir *Lésions organiques.*) Il ne faut pas cependant abandonner le malade, mais, au contraire, lui apporter des secours énergiques : appliquer sur la tête de la glace, faire passer des lavements avec du chlorure de sodium ou sel de cuisine, surtout s'abstenir de saignée générale ou du moins ne pratiquer cette dernière que lorsque le malade sera revenu à lui; faire faire des frictions énergiques sur toute la surface du corps, appliquer des ventouses sèches à mesure que la circulation se rétablit, et quand la déglutition sera redevenue libre, donner l'arséniate de strychnine.

Un granule de demi-heure en demi-heure.

Les éthers, dans ce cas, peuvent agir comme anesthésiques, il faut donc s'en abstenir. On sait, du reste, que le chloroforme empêche l'oxydation des globules rouges du sang.

L'emploi de l'arséniate de strychnine à doses dosimétriques aura pour effet de ramener graduellement les mouvements, moins en agissant sur le centre nerveux que sur le mal. Magendie, a déjà fait observer que c'est sur la myotilité que la strychnine agit tout d'abord. Donner des doses considérables de noix vomique, c'est exposer le malade à de nouvelles congestions.

Les personnes prédisposées aux congestions cérébrales doivent se soumettre à un régime salin, afin de rendre la substance nerveuse plus dense. Plus ce tissu est serré et plus le sang y pénètre difficilement. Plus également le cerveau est actif. Dans ces conditions, c'est l'organe qui se fatigue le moins. Depuis plus de trente ans que nous faisons un usage journalier de sel de Sedlitz, nous déployons une activité cérébrale qui nous étonne nous-même. Nous pouvons impunément travailler de la tête cinq à six heures de suite, sans éprouver la moindre fatigue, et la pensée jaillit comme l'eau du sol. Sans cela, il nous eût été impossible de tant produire. Les méchantes langues diront que quantité ne vaut pas qualité. De cela, évidemment, nous ne nous constituons pas juge; mais nous dirons qu'il est triste de voir de beaux génies terminer inopinément leur carrière, faute de s'appliquer les règles de l'hygiène. On peut dire que les grands esprits ne meurent point, mais qu'ils se tuent. Nous nous proposons de vivre le plus longtemps possible, afin de prouver notre modestie.

Congestions oculaires.— Amblyopie, amaurose. — Ces congestions se font remarquer particulièrement chez les buveurs de spiritueux et finissent par amener l'état sclérotique, c'est-à-dire la conversion de la rétine en un tissu dense, nacré, où les tubes nerveux et les capillaires sanguins ont disparu. On peut dire que le mal alors est irréparable. Tant que ces désordres n'existent point, on peut espérer, sinon de rétablir complétement la vue, du moins d'empêcher la cécité. On donnera, à cet effet, l'acide phosphorique et le sulfate de strychnine.

Jusqu'à concurrence de 20 granules par jour (de chaque), en augmentant graduellement.

L'amblyopie amaurotique peut être symptomatique d'une affection vermineuse. Dans ce cas, il faut admettre l'action suspensive du pneumo-gastrique, et se rappeler que les nerfs ciliaires, appartiennent à la chaîne glanglionnaire dugrand sympathique. Il faut dans ce cas employer l'arséniate de strychnine conjointement avec la santonine.

De chaque un granule, jusqu'à concurrence de 4 à 6 par jour, selon l'âge, et le lendemain une cuillerée à dessert d'huile de ricin.

S'il y a spasme, on ajoutera un granule d'hyosciamine.

Congestions otiques. — Bourdonnements d'oreilles. — Ces congestions sont accompagnées de troubles de la coordination des mouvements, quand elles sont profondes, c'est-à-dire qu'elles s'étendent jusqu'au lobule du cervelet. On sait que Flourens, en détruisant les canaux semi-circulaires sur des lapins et des pigeons, a déterminé des mouvements de tournoiements au point que toute marche ou vol régulier étaient impossibles. Les bourdonnements d'oreilles de nature congestives réclament l'usage de la digitaline et de la strychnine.

Un granule de chaque (ensemble) trois ou quatre fois par jour.

Contre la sécheresse de l'oreille, on emploiera les bains de vapeur et l'huile fine d'amandes.

On entretiendra la liberté des fonctions par le sel de Sedlitz.

Congestions pulmonaires. — Elles sont actives ou passives. Les premières sont annoncées par une réaction *(molimen hemorrhagicum)*, avec un sentiment de bouillonnement dans la poitrine, la face injectée, des yeux brillants, le pouls vif, vibrant, la toux saccadée, là gêne de la respiration, une toux pénible, saccadée. L'expectoration est spumeuse, sanguinolente.

Il faut dans ce cas saigner et donner la strychnine (sulfate), l'aconitine et la vératrine.

De chaque un granule, de demi-heure en demi-heure.

On donnera en même temps des boissons glacées et on dégagera le tube intestinal par le sel de Sedlitz.

La congestion passive, due à un obstacle au libre parcours du sang ou à une diminution de la capacité pulmonaire par suite d'hépatisation, de tubercules, et subsidiairement, de déchirures, d'érosions, se fait à grand flot, avec des caillots. Il y a gêne de la respiration et menace de suffocation, pâleur de la face, froid des extrémités, transpiration par expression.

Il faut, dès que les caillots de sang auront été rejetés, resserrer le tissu pulmonaire par l'arséniate de strychnine, l'acide tannique, l'ergotine, la quinine (arséniate-hydro-ferro-cyanate).

De chaque un granule, de quart d'heure en quart d'heure.

Boissons acidulées, repos absolu, sel de Sedlitz.

L'hémorrhagie pulmonaire ayant cessé, il peut se produire une réaction, avec élévation de la chaleur (39, 40° c.), pouls dur, et le retour de tous les symptômes précurseurs de l'hémoptysie. On ouvrira de nouveau la veine et on donnera des défervescents : aconitine ou vératrine, digitaline.

De chaque un granule de demi-heure en demi-heure, jusqu'à sédation complète.

La fièvre pulmonaire larvée exige l'emploi de la quinine, de préférence l'arséniate et l'hydro-ferro-cyanate. On reconnaîtra cette fièvre à sa brusque apparition, à la constitution médicale régnante, aux trois stades de froid, de chaleur, de sueur. On donnera donc, dès que le stade de froid sera passé :

Aséniate de quinine,
Hydro-ferro-cyanate de quinine,

De chaque un granule, de demi-heure en demi-heure, jusqu'à cessation de symptômes.

Les hémoptysies dues à une maladie organique du cœur se combattront par la digitaline et l'arséniate de fer et les acides minéraux.

De chaque un granule, de demi-heure en demi-heure.

15 à 20 gouttes de perchlorure de fer neutre, dans une cuillerée d'eau glacée, plusieurs fois dans la journée, selon l'importance de l'hémorrhagie. Application de la glace sur la poitrine. — Sel de Sedlitz comme rafraîchissant.

Congestions cardiaques (actives, passives). — Les congestions actives du cœur prédisposent aux maladies organiques de cet organe. Dues, le plus souvent, à des causes morales, elles sont instantanées, avec un sentiment de constriction rétro-sternale, suivi d'un bondissement du cœur, comme s'il allait s'échapper de la poitrine. Si cet état persiste et que le pouls reste dur, il faut saigner et immédiatement après donner la digitaline et l'arséniate de strychnine, car il importe avant tout de ramener la régularité des contractions, en restituant à l'organe son ton.

De chaque un granule, jusqu'à sédation complète.

C'est une erreur de croire que parce qu'on a saigné tout a été fait : on n'a fait, au contraire, que parer aux accidents mécaniques. Ce qu'on nomme la névrose du cœur, n'est que le résultat du trouble jeté dans les mouvements rhythmiques de cet organe par la cause morale. Il n'en est pas des congestions du cœur comme de celles des organes parenchymateux, tels que les poumons, le foie. C'est dans ses cavités qu'elles ont lieu, et ces cavités — oreillettes ou ventricules — finissent par se laisser distendre. De là, nécessité de donner en même temps la digitaline et la strychnine, afin de calmer et de tonifier à la fois le centre circulatoire.

A la suite des terribles événements de 92-93, il y eut énormément de maladies de cœur, qui permirent à Corvisart de faire son immortel ouvrage. Il est probable que si la digitaline et l'arséniate de strychnine avaient été connus alors, le grand praticien en eût fait son profit. Nous traitons plus loin des inflammations du cœur et de ses enveloppes.

Congestions hépatiques. — Ces congestions sont rarement actives et dépendent de stases sanguines, dans la veine porte et l'arbre veineux qui y correspond. A défaut d'un centre d'impulsion, la nature a donné au foie une capsule contractile ou dartoïque (de Glisson). Malgré cette précaution, le foie s'engorge facilement, et il lui faut venir en aide par la quassine et l'arséniate de strychnine, qui font en même temps fluer la bile dans l'intestin duodénum.

De quatre à six granules par jour. La quassine au moment des repas; l'arséniate, dans l'intervalle.

Il faut avoir soin de débarrasser le canal intestinal par le sel de Sedlitz, qui aura également pour effet d'entretenir la fluidité du sang, car c'est par défaut de cette fluidité que les engorgements du foie se forment.

Ces engorgements ont pour effet de comprimer les cellules hépatiques, et d'empêcher ainsi l'élimination des principes bilieux. De là, la fréquence des jaunisses ou ictères.

Les engorgements du foie peuvent également dépendre de l'obstruction des veines sus-hépatiques, suite de maladies organiques du cœur. Il faut alors donner à la fois la strychnine et la digitaline. (Voir *Congestions du cœur*.)

Congestions spléniques. — Les mêmes considérations se rattachent aux congestions spléniques, lesquelles s'accompagnent d'un point de côté qui pourrait les faire prendre pour une pleurodynie si la plessimétrie et le teint splénique ou la couleur de vieil ivoire ne permettaient de rectifier le diagnostic. Ces congestions donnent souvent lieu à l'hématémèse par suite du refoulement du sang dans les veines gastro-spléniques. — Même traitement que dans les congestions hépatiques.

Le miasme palustre produit la congestion du foie et de la rate en empêchant l'oxydation des globules rouges, probablement à cause des gaz hydrocarbonés qui existent dans l'eau et l'air des marais, car c'est autant par absorption gastro-intestinale que par absorption pulmonaire que les gaz s'introduisent dans le sang. L'arséniate de soude et l'arséniate de quinine sont les deux modificateurs qu'il faut employer dans ce cas.

Une dizaine de granules de chaque par jour, deux par deux, dans l'intervalle des repas.

Depuis l'invention de la quinine et son administration dans les fièvres intermittentes, les fauteurs du quinquina en substance ont prétendu que son alcaloïde produisait des engorgements du foie et de la rate. C'était un singulier raisonnement de la part de ceux qui faisaient un si énorme abus de l'écorce de l'arbre du Pérou. On a observé, au contraire, que depuis cette époque, les hydropisies, par suite d'obstructions du foie et de la rate, sont devenues moins fréquentes.

—

Dans les engorgements abdominaux, on abuse généralement des alcalins. Parmi les eaux minérales, il faut particulièrement faire choix de celles qui contiennent des éléments salins, ferrugineux et arséniatés, telles que les eaux de la Bourboule. On sait que ces eaux sont thermales (54° c.) et contiennent : bicarbonate de soude, 2 grammes 27 centigrammes; chlorure de sodium, 3 grammes 245 centigrammes; bicarbonate de protoxyde de fer, 6 centigrammes; arséniate de soude, 617 centigrammes; acide carbonique libre, 900 centigrammes par litre d'eau. On voit que ce sont en grande partie les éléments inorganiques que le sang renferme à l'état normal et qui lui manquent dans l'engorgement de la veine-porte. C'est pour cela que les anciens ont dit, dans un langage pittoresque: « *Vena portarum, porta malorum.* »

Ceux à qui leurs moyens de fortune ne permettent point de se rendre aux eaux, pourront y suppléer par le sel de Sedlitz et les arséniates, comme nous l'avons dit plus haut.

Congestions intestinales. — Ces congestions sont dues, en général, à un brusque refroidissement de la surface périphérique du corps, surtout des pieds. Elles peuvent dépendre aussi d'un agent miasmatique, comme dans le choléra indien et les fièvres pernicieuses. La cyanose s'étend alors de proche en proche à tous les organes et à la périphérie du corps. Il faut se hâter d'y ramener la chaleur par des frictions énergiques et non par la chaleur artificielle qui n'aurait d'autre effet que de hâter la mortification, comme on l'observe dans la congélation. On couvrira le malade chaudement, mais légèrement (avec un édredon, par exemple), et on fera sous les couvertures des frictions avec un liquide réchauffant (eau-de-vie, vinaigre aromatisé, etc.). On s'abstiendra des éthers, qui augmenteraient encore l'asphyxie du sang, et des huiles essentielles (de menthe, de camomille), qui brûlent la muqueuse; on donnera, au contraire, au malade, qui brûle à l'intérieur, de petits morceaux de glace. (Voir *Choléra.*) Les coliques seront combattues par l'hyosciamine et la strychnine.

De chaque un granule (ensemble), de quart d'heure en quart d'heure, ou de demi-heure en demi-heure.

Quant à ce qu'il pourrait y avoir de contradictoire dans ce traitement, nous ferons observer que dans la colique il y a rupture d'équilibre entre les fibres circulaires et les fibres longitudinales. C'est comme dans la colique saturnine, où l'on n'obtient de résultat qu'en associant l'hyosciamine et la strychnine. Afin de favoriser le glissement des matières intestinales, on donnera une cuillerée à potage d'huile d'olive, de préférence à l'huile de ricin, qui renferme un principe âcre pour peu qu'elle ne soit bien fraîche, ce qui est la règle avec l'huile de ricin du commerce.

Nous ferons observer ici relativement à l'emploi de l'huile de ricin que cette huile renferme : 1° une matière solide, représentant les deux tiers du poids de l'huile et qui constitue le résidu ; 2° une huile volatile incolore, très-homogène, cristallisant par le refroidissement et qui donne à la saponification trois acides gras : ricinique, élaïodique et margaritique, dont les deux premiers sont d'une extrême âcreté ; de là, les coliques que produit l'huile de ricin chez beaucoup de personnes. A plus forte raison, quand il y a congestion de l'intestin.

La congestion du gros intestin donne lieu à la dyssenterie. Celle-ci se déclare surtout dans les saisons humides et dans les lieux bas et marécageux. Elle peut également dépendre de l'encombrement, comme dans les casernes, les camps, et prend alors un caractère éminemment contagieux. C'est le corps sous-muqueux surtout qui s'engorge et qui donne à l'intestin un état comme lardacé ; la muqueuse est rouge et se couvre d'érosions, à cause de l'âcreté des matières intestinales. On évitera ces désordres par une bonne hygiène, le lavage journalier de l'intestin par le sel de Sedlitz, et l'emploi de l'hyosciamine et de la strychnine pour régulariser les mouvements intestinaux.

Quant à la diathèse palustre, on la combattra par l'arséniate ou l'hydro-ferro-cyanate de quinine.

Ce n'est que dans le cas où il se déclare un état hémorrhoïdaire qu'on appliquera des sangsues à l'anus.

Les lotions générales avec de l'eau vinaigrée seront très-utiles dans ce cas.

La nourriture devra être substantielle sous un petit volume. On évitera les aliments féculents ou venteux.

Quant aux opiacés, on s'en abstiendra, afin de ne pas augmenter l'obstruction intestinale et de retenir ainsi les matières toxiques (gaz ou substances solides) dont l'absorption donnerait lieu à un état typhoïde. Pour toute boisson, on donnera au malade de l'eau avec une faible quantité de sel de Sedlitz, afin de la rendre plus digestible.

—

Congestion rénale. — La congestion rénale s'accompagne de spasme ou colique néphrétique, qui se termine souvent par l'émission d'urines sanguinolentes.

Elle est due le plus souvent au refroidissement des pieds, chez les personnes fort impressionnables. On la combattra par des bains chauds et l'administration à l'intérieur de l'hyosciamine et de la digitaline.

De chaque un granule, de demi-heure en demi-heure, jusqu'à cessation des spasmes néphrétiques et rétablissement du cours des urines.

Si celui-ci tardait à se faire, à l'hyosciamine et à la digitaline on ajoutera la strychnine (sulfate).

—

Congestion vésicale. — En tant que simple réceptacle, la vessie, avec ses parois membraneuses, est moins sujette aux congestions que les reins, son rôle étant purement passif. Ce qui caractérise ces congestions, c'est le spasme douloureux du col qui entraîne la paralysie du corps du viscère, de sorte qu'à la cicutine, l'hyosciamine, il faut joindre la strychnine.

De chaque un granule de demi-heure en demi-heure.
Bains, sel de Sedlitz.

Il ne faut recourir aux moyens chirurgicaux qu'à la dernière extrémité. Le cathétérisme forcé surtout, est une opération trop chanceuse pour ne l'employer qu'avec les plus grandes précautions.

Les congestions rénales et vésicales sont souvent dues à des causes miasmatiques. Il faut dans ce cas recourir à l'hydro-ferro-cyanate de quinine.

Un granule de demi-heure en demi-heure, jusqu'à cessation des symptômes.

—

Congestion utérine. — Cette congestion peut être

due à l'orgasme de la matrice, qui est plutôt une force répulsive qu'attractive. C'est parce que la congestion naturelle ne peut avoir lieu que l'organe souffre; il faut donc le détendre par des bains, par l'ergotine, la strychnine, la cicutine, l'hyosciamine.

De chaque un granule, trois ou quatre fois par jour.

Si la dysménorrhée est due à la chloro-anémie, on donnera l'arséniate de fer.

Un granule, de 10 à 12 par jour.

Les applications de sangsues et de ventouses ne doivent se faire ici qu'à titre d'*appel;* aussi faut-il les faire aux membres inférieurs, notamment aux chevilles.

—

Congestions nerveuses ou névralgiques. — Ces congestions ont lieu sur les gaînes nerveuses, avec étranglement et douleurs souvent fort intenses. Nous en avons un exemple dans les névralgies faciales, qui s'accompagnent souvent de fluxion des gencives et de la joue. Si le nerf est superficiel, il se forme sur son trajet un trainée rouge, sensible au toucher. Ces congestions ont pour caractères d'être périodiques; aussi, indépendamment des défervescents, faut-il les attaquer par les antipériodiques.

Aconitine,
Hydro-ferro-cyanate de quinine,
de chaque un granule, de demi-heure en demi-heure, jusqu'à sédation.

Si la névralgie est due à la chloro-anémie, on donnera :

Arséniate de fer,
5 à 6 granules par jour.

Souvent la névralgie est due à une cause urémique (voir cette diathèse). On donnera, dans ce cas, l'acide benzoïque et le benzoate.

De chaque un granule (ensemble), jusqu'à ce que les urines soient redevenus claires.

Les congestions des nerfs ou névralgies, ont lieu sur le trajet des nerfs dont elles dessinent le parcours anatomique et revêtent les propriétés physiologiques. La douleur qui les accompagne est très-vive, avec ou sans spasme, selon la nature des nerfs atteints. Les douleurs, plus ou moins intenses, ont lieu par accès, de quelques heures, quelquefois de quelques jours, même de semaines ou de mois. A la longue, elles finissent par aboutir à la paralysie par atrophie; les nerfs sont alors convertis en cordons fibreux, tout à fait insensibles.

Les névralgies s'attaquent aux centres nerveux et à leurs enveloppes, ainsi qu'aux nerfs périphériques. Elles sont dues, tantôt à des causes générales, tantôt à des causes locales.

Parmi les premières se rangent les causes internes ou dyshémiques, telles que les diverses diathèses, les causes miasmatiques palustres; parmi les secondes, les irritations extérieures : fluxions, les corps étrangers : tétanos, etc.

Les névralgies sont donc plus ou moins persistantes ou inhérentes ; elles ont une marche tantôt continue, tantôt rémittente, tantôt intermittente. Le traitement est celui de la cause ou *dominante*, et celui des effets ou *variante*.

Quant au premier, il variera d'après les causes elles-mêmes. Ainsi les névralgies palustres seront traitées par la quinine : arséniate, hydro-ferro-cyanate ; les névralgies chloro-anémiques, par les ferrugineux (arséniate) ; les névralgies scrofuleuses par les iodés ; les névralgies syphilitiques par les mercuriaux, etc.

Les névralgies par causes externes réclament souvent les moyens chirurgicaux, tel que la résection du nerf ; quant à la variante, elle consiste à couper la fièvre par l'aconitine, la vératrine ; à calmer la douleur et le spasme par la morphine, l'hyosciamine, l'atropine, etc. (soit par administration interne, soit par injections hypodermiques). Quelquefois il faut révulser par les vésicatoires et les caustiques.

—

Névralgies intra-crâniennes ou *migraine*. — Ces névralgies sont tantôt directes, tantôt sympathiques ; elles s'expliquent par les nerfs méningiques, soit cérébraux, soit ganglionnaires, qui se répandent dans les méninges et de là pénètrent dans le cerveau en suivant la direction des vaisseaux qu'ils enlacent de leurs plexus.

La migraine est quelquefois accompagnée de vomissements et d'une grande exaltation de la vue et de l'ouïe.

Elle exige le repos absolu, le lavage du tube intestinal par les sels de Sedlitz, et l'administration interne de l'aconitine, de la caféine.

De chaque un granule, de quart d'heure en quart d'heure, jusqu'à sédation.

Si la migraine se rattache à des causes périodiques, il faut la combattre par :

Arséniate de quinine
ou hydro-ferro-cyanate de quinine,
un granule tous les quarts d'heure, pendant l'accès.

Que si c'est la chloro-anémie, on donnera :

Arséniate de fer,
un granule 4 à 6 par jour dans l'intervalle des accès et pendant l'accès l'aconitine et la caféine.

—

Névralgie intra-rachidienne.— La névralgie intra-rachidienne ou le tétanos est la plus terrible de toutes, puisque presque constamment elle est mortelle si on ne sait s'opposer à son invasion. En tant que névralgie, elle est caractérisée par des secousses électriques extrêmement douloureuses, et par les convulsions toniques qui, commençant à la mâchoire inférieure *(trismus)*, s'étendent successivement aux muscles cervicaux postérieurs et vertébraux *(ophistotonos)*, aux muscles de la poitrine d'un côté *(pleuro-sthotonos)*, de l'abdomen, aux extrémités supérieures et inférieures (tétanos en planche) et jusqu'aux organes internes : cœur, poumons.

Le tétanos peut être spontané ou accidentel : quelquefois les deux réunis. Ainsi dans les saisons humides, on l'observe souvent à la suite des opérations. La même observation a été faite dans les armées en campagne.

Le tétanos est une névralgie congestive aiguë, car constamment on observe, à l'autopsie, une hypérémie de la moelle épinière et de ses enveloppes ; souvent un épanchement séreux sous-arachnoïdien qui s'est produit peu avant la mort. Les noyaux ou ganglions gris de la moelle sont également hypérémiés, quelquefois ramollis.

L'excitation de la moelle se produit par secousses ou décharges galvano-nerveuses. C'est comme dans les nerfs périphériques, puisque la partie blanche de la moelle n'est qu'un faisceau de nerfs.

Le traitement du tétanos doit être rapide comme la maladie elle-même : ainsi s'agit-il d'une plaie, piqûre ou arrachement, on procédera à l'ablation du membre après avoir mis le blessé sous l'influence du bi-chlorure de méthylène. C'est à coup sûr le moyen le plus radical dans le tétanos traumatique.

Quant aux modificateurs internes, on a le chloral, la morphine, la strychnine, la curarine, l'hyosciamine, l'atropine. On donnera donc ces trois alcaloïdes à la fois, avec une potion de chloral, c'est-à-dire : la strychnine, la morphine, l'hyosciamine, ou bien la morphine, la curarine et l'atropine ; la curarine étant le congénère de la strychnine, et l'atropine de l'hyosciamine.

De chaque un granule, avec une cuillerée à bouche de la potion. A répéter toutes les demi-heures, jusqu'à résolution du spasme tonique.

L'action de la strychnine peut s'expliquer de deux manières : ou par le resserrement de la pulpe nerveuse, ou par la décharge nerveuse comme avec le galvanisme. Un médecin italien, le professeur Mateucci, a démontré qu'après avoir tétanisé des grenouilles en les plongeant dans un bain de noix vomique, on peut les dététaniser en les soumettant à des décharges ou courants électriques. On sait, au reste, que la foudre tue instantanément en soustrayant le fluide nerveux. On peut donc penser que la strychnine, donnée à petites doses et à courts intervalles ou à courants interrompus, détend les nerfs. On ne saurait expliquer autrement l'action de la strychnine dans les névralgies en général, c'est-à-dire par décharges nerveuses. Ce serait une congestion du fluide nerveux, une tension électrique de la fibre nerveuse.

La strychnine aurait le même effet sur les nerfs intervertébraux et empêcherait ainsi l'asphyxie.

Le *curare*, appartenant à la famille des strychnées, a la même action, quant à la détente nerveuse; on a donc eu tort de voir dans la curarine un antagoniste de la strychine ou contre-poison.

Le tétanos se terminant quelquefois par une abondante diaphorèse, on tâchera de provoquer cette dernière par la digitaline et le maillot, à la manière des hydrosudopathes, le bain général étant impossible, à cause de la raideur du corps.

A cause du spasme des muscles de la déglutition, on est quelquefois obligé d'introduire les alcaloïdes par voie sous-dermique.

—

Névralgies orbitaires. — Elles sont intra ou extra-orbitaires. Les premières s'étendent au nerf optique et au globe oculaire dont les membranes sont congestionnées, et déterminent l'hypéresthésie visuelle ou photophobie, si son siége est le nerf optique et la rétine : elle finit par amener la perte de la vue. (Voir *Congestions oculaires.*) Les causes générales principales sont ici le rhumatisme et la syphilis donnant lieu à des mouvements spasmodiques de l'iris, au point de provoquer la fermeture de la pupille. Il faut donc les attaquer par les mydriatiques : hyosciamine et atropine.

Un granule de l'une ou l'autre, matin et soir.

Combattre la fièvre par l'aconitine et la vératrine.

Un granule de chaque, de demi-heure en demi-heure, pendant l'accès

Interrompre la périodicité par la quinine :

Arséniate de quinine,
ou hydro-ferro-cyanate de quinine,
10 à 12 granules par jour pendant l'apyrexie.

Névralgies extra-orbitaires. — Elles se propagent le long des nerfs sus et sous-orbitaires et appartiennent à la cinquième paire (trijumeaux) par ses branches ophthalmique et maxillaire supérieure. Ces névralgies donnent lieu à un écoulement abondant de larmes et à une hypéresthésie de la conjonctive, à cause du nerf lacrymo-palpébral. On la combattra par les mêmes moyens que la névralgie intra-orbitaire, d'autant que le nerf ophthalmique a des rapports avec l'iris par la courte racine du ganglion ophthalmique. C'est surtout dans la névralgie syphilitique que les douleurs rayonnent au-dessus de l'orbite.

—

Névralgie hypéresthésique des fosses nasales. — Cette affection se caractérise par des éternuements opiniâtres (quelquefois pendant des semaines), accompagnés de fièvre et de céphalalgie. On l'observe particulièrement à l'époque de la fenaison dans des pays de prairies, et on lui a donné pour ce motif le nom de *fièvre des foins*. Elle cède à l'action de la quinine, mais souvent on est obligé d'envoyer les malades au bord de la mer.

—

Névralgie dentaire. — *Rage de dents.* — Ces odontalgies sont supérieures ou inférieures. Les premières, irradiant le long des nerfs dentaires supérieurs, appartiennent à la branche moyenne des trijumeaux. Elles peuvent exister sans dent gâtée, mais toujours avec une grande sensibilité, au point de rendre la mastication douloureuse par suite de la pression exercée sur le filet dentaire. Cette hypéresthésie s'étend aux ailes du nez et à la lèvre supérieure, dont elle détermine de légères contractions. Il en est de même du larmoiement et de l'hypéresthésie palpébrale. La névralgie dentaire inférieure s'étend le long du rameau dentaire du maxillaire inférieur et coïncide avec une hypéresthésie du petit lobule de l'oreille, de la conque et du conduit auditif externe, à cause du nerf temporal de la cinquième paire. Nous avons su un empirique qui guérissait les maux de dents en pratiquant une petite incision au côté interne de l'antitragus. C'était un simple paysan, et souvent il fallait aller le trouver sur son champ. Cet homme ne se doutait sans doute pas du rapport anatomique qui existe entre le nerf dentaire inférieur et la branche temporale du maxillaire inférieur.

Les névralgies dentaires sont quelquefois tellement opiniâtres qu'il faut se décider à la résection du nerf. Cette opération peut se pratiquer sous la muqueuse.

On calmera momentanément la douleur, en tenant dans la bouche une solution d'éther sulfurique et d'alun. Il se produit un froid très-vif et un resserrement du tissu gencival.

La fièvre odontalgique sera combattue dans sa forme continue par l'aconitine et dans sa forme périodique par l'hydro-ferro-cyanate de quinine.

Névralgie épicrânienne et faciale. — Ces névralgies appartiennent à la cinquième paire, mais irradient aux nerfs occipitaux dont ils envahissent les branches sensitives, menaçant ainsi d'envahir jusqu'à la moelle cervicale. Les anastomoses de la cinquième paire avec le nerf facial font que ces névralgies peuvent être également convulsives, c'est ce qui constitue le tic douloureux. Elles gagnent la langue par la corde du tympan et le nerf lingual du maxillaire inférieur, et sont ainsi accompagnées d'une abondante salivation. De même elles provoquent le larmoiement par le nerf lacrymo-palpébral de l'ophthalmique de Willis. On voit par là que cette névralgie est extrêmement complexe et aussi très-rebelle ; il faut donc lui opposer un traitement énergique et persévérant. On donnera l'aconitine, la vératrine, la digitaline, la cicutine, l'hyosciamine, l'atropine, la strychnine, les arséniates, les iodés, le bromure de potassium, les valérianates, les cyanures de zinc, de fer. Tels sont les modificateurs auxquels on devra avoir recours, selon l'intensité et la nature du mal, car avant tout, il faut en rechercher la cause.

L'aconitine et la vératrine se donnent contre l'hypéresthésie congestive; l'hyosciamine, l'atropine contre le spasme; la morphine contre l'agitation et l'insomnie, la cicutine contre les douleurs lancinantes; la strychnine contre les secousses nerveuses; les iodés; les bromures contre le lymphatisme; les valérianates contre les convulsions cloniques, et la quinine contre l'état périodique.

Mais tous ces moyens ne réussissent souvent que grâce à une vigoureuse révulsion, par un caustique appliqué au point d'émergence, c'est-à-dire là où le nerf est le plus accessible, comme au-devant du petit lobule de l'oreille.

Dans sa forme continue, caractérisée par la chaleur et l'accélération du pouls, on donnera l'aconitine et la vératrine, surtout si la névralgie est de nature rhumatismale.

De chaque un granule, de quart d'heure en quart d'heure, pendant toute la durée de l'accès.

Dans la forme rémittente ou intermittente, on aura recours à l'arséniate ou à l'hydro-ferro-cyanate de quinine, en y ajoutant l'arséniate de fer, si la névralgie est de nature palustre ou miasmatique.

De chaque un granule, d'heure en heure, dans l'intervalle ou aux approches de l'accès.

Dans la forme chronique, on donnera l'arséniate de soude, l'arséniate d'antimoine avec l'acide arsénieux comme adjuvant.

De chaque un granule, 6 à 8 par jour.

Dans l'intervalle des accès, et au moment de l'accès, comme calmant : strychnine (sulfate), cyanure de zinc, hyosciamine, cicutine.

De chaque un granule (ensemble), de demi-heure en demi-heure.

Le tic douloureux de la face, dû à une affection rhumatismale de la cinquième et de la septième paires, se distinguera d'abord par les symptômes douleur et spasme, ensuite par l'absence de toute paralysie, la partie opposée gardant sa sensibilité et sa mobilité physiologiques. L'écoulement des larmes et de la salive a lieu du côté rétracté, ce qui est le contraire dans la paralysie.

Le caustique, dans ce cas, devra se placer au point d'émergence des nerfs styliens, c'est-à-dire en arrière au-dessous de la conque de l'oreille.

Névralgie du cou.—Nous trouvons ici cet ensemble de symptômes tétaniques auquel Marshall-Hall a donné le nom de *trachélisme*. Les muscles du cou sont douloureusement contractés, tendus comme des cordes, les veines gonflées, la dysphagie complète, avec une respiration sifflante et menace de suffocation. Pour se rendre compte de ces symptômes, il faut se représenter l'ensemble des nerfs de cette région, qui appartiennent aux nerfs crâniens et aux nerfs cervicaux, tels que l'hypoglosse, le pneumogastrique et son accessoire, et les ganglions du grand sympathique, avec lesquels ces nerfs sont en connexion. Aussi cette névralgie présente-t-elle un caractère de grande gravité.

On la combattra par les mêmes moyens que les névralgies en général, surtout la strychnine (sulfate) et l'hyosciamine, qui nous a réussi dans un cas de cette nature.

De chaque un granule, de quart d'heure en quart d'heure, jusqu'à sédation.

Névralgies thoraciques. — Ici se rangent les sternalgies et les costalgies, caractérisées par des douleurs lancinantes, irradiant, les unes vers le cou, les autres vers les épaules et les membres inférieurs, et accompagnées de mouvements tumultueux de la respiration, avec une grande anxiété cardiaque. De là, le nom d'angine de poitrine qui leur a été donné par des auteurs, bien que le mot angine doive s'appliquer plutôt aux affections exsudatives. (Voir *Diphthéries.*)

Ces névralgies procédant par accès, on les combattra par la quinine, l'hyosciamine et la strychnine.

De chaque un granule (ensemble), de quart d'heure en quart d'heure, jusqu'à détente.

On administrera alors la digitaline et l'arséniate de

fer, afin de rétablir complétement l'équilibre fonctionnel.

De chaque un granule (ensemble), trois ou quatre fois par jour.

Il ne faut pas perdre de vue, en effet, que la plupart de ces névralgies se rattachent à un état d'anémie ou de chloro-anémie. C'est pourquoi le cyanure de zinc est également indiqué dans les cas rebelles.

Un granule : de 6 à 10 par jour.

Névralgies abdominales. — Ici se placent :

1°. Les *névralgies* diaphragmatiques ou phréniques, avec respiration saccadée, hoquet, douleurs irradiant vers le cou, en remontant le long du nerf phrénique ou diaphragmatique, vers l'épaule et le bras, et entraînant des mouvements spasmodiques du pharynx, à cause de l'anse ascendante de l'hypoglosse. On l'attaquera par l'hyosciamine, l'hydro-ferro-cyanate de quinine, la strychnine, indépendamment de la médication causale.

De chaque un granule, de demi-heure en demi-heure, pendant l'accès.

2° L'*épigastralgie*, s'étendant en forme de barre jusqu'au dos et accompagnée de douleurs crampiformes, avec pouls petit, lipothymique, sueur froide. On la distinguera des gastrodynies par l'absence de symptômes gastriques, tels que, rejet d'une sérosité ou eau claire, renvois acides. Le traitement diffère également, puisque l'épigastralgie se calme par l'hyosciamine, la morphine, la strychnine; et la gastrodynie par le sous-nitrate de bismuth.

3° La *cœlialgie*, prenant sa source dans le plexus cœliaque, et irradiant le long des plexus secondaires : coronaire stomachique, splénique, hépatique, mésentérique, rénal, spermatique, ovarique, de sorte qu'il peut y avoir autant de névralgies distinctes que de plexus.

La *névralgie cœliaque* occupe un siége profond, se rapprochant davantage du dos que de l'épigastre ; ce qui la distingue de cette dernière. Elle détermine des vomissements spasmodiques de l'estomac, sans être calmée par ces derniers.

La *splénalgie* occupe la face concave ou la face convexe de la rate. Dans le premier cas, elle irradie vers l'épaule gauche, et dans le second, vers l'estomac, avec point de côté et vomissements.

L'*hépatodynie* suit la direction des plexus hépatiques antérieurs et postérieurs, c'est-à-dire qu'elle irradie vers l'épaule droite ou l'estomac. Elle est souvent cause de l'ictère spasmodique, par suite du resserrement des canaux biliaires. Elle peut également être due à la présence de calculs biliaires. (Voir *Diathèse cholyurique.*)

4° La *névralgie mésentérique* ou *miserere*, ainsi nommée, à cause de la détresse où elle jette le malade et pouvant être cause d'étranglement interne ou nouure de l'intestin.

5° La *névralgie spermatico-rénale*, donnant lieu à la rétraction du testicule.

6° La *névralgie ovario-utérine*, qu'on observe surtout aux approches des règles et dans la dysménorrhée. Les coliques sont fort vives et retentissent au côté interne des cuisses, comme la névralgie spermatico-rénale chez l'homme, l'organe correspondant, c'est-à-dire l'ovaire, étant dans le ventre. Il faut y opposer les calmants, tels que l'hyosciamine et la strychnine.

De chaque un granule, de demi-heure en demi-heure, jusqu'à cessation de la crise.

Jusqu'ici, on n'a eu pour apaiser les coliques ovario-utérines que les éthers, les gommes-résines (assa-fœtida), les produits de sécrétions génésiques (castoreum). Molière avait conçu mieux que cela : le *matrimonium* en pillules ; mais ce moyen n'est pas, comme on dit, à la portée de toutes les bourses. D'ailleurs, pourquoi exciter quand il faut calmer? N'est-ce pas comme ces mirages au désert, qui ne font qu'irriter la soif?

Il y aurait bien le camphre bromé, si la passion génésique n'entrait dans les vues de la nature. Il faut donc mitiger le feu sans l'éteindre, mettre une sourdine à la corde de Cythère sans la relâcher. C'est ce qu'on obtient par les médicaments dosimétriques, tels que l'hyosciamine, l'ergotine, la strychnine (sulfate), qui sont, tout à la fois, des agents *incitateurs* et régularisateurs.

Névralgie cysto-prostatique. — Le spasme de la vessie et de la portion prostatique du canal de l'urètre est accompagné de dysurie, quelquefois avec rétention complète d'urine, ce qui fait que beaucoup de spécialistes ont recours aux moyens mécaniques (sondes, bougies) et ne font ainsi que compliquer la situation. Avant d'en venir à ces moyens, toujours dangereux dans ces circonstances, il faut recourir aux bains, aux sangsues et aux calmants, surtout à la cicutine, l'hyosciamine, pour détendre le col de la vessie, et à la strychnine (sulfate) pour aider aux contractions du corps.

De chaque un granule (ensemble), de demi-heure en demi-heure, jusqu'à détente.

Traitement dosimétrique de l'inflammation.

Il faut bien se pénétrer, pour le combattre, du processus morbide qu'on nomme inflammation.

Comme ce mot l'indique, il s'agit d'une combustion exagérée et, par conséquent, de la production de produits, les uns organiques, tels que les couennes, les fausses membranes, le pus ; les autres, chimiques, comme l'ammoniaque, l'urée, les chlorures, etc.

Ce sont ces produits d'exsudation ou de sécrétion qui donnent lieu aux lésions anatomo-pathologiques, conséquences de toute inflammation qui n'a pas été jugulée au début.

La nécessité de la jugulation existe donc pour les inflammations comme pour les pyrexies. Nous en avons déjà eu un exemple dans les diphthéries, qui forment la transition entre ces deux ordres de maladies, les unes locales, les autres générales.

C'est sous l'influence de l'irritation que l'inflammation a lieu : toute la vitalité semble se concentrer dans l'organe qui est le siége de cette surexcitation morbide et se retire de la périphérie ; de là, l'algésie ou le frisson qui se déclare au début de toute inflammation : la peau est pâle, le pouls petit, il y a une prostration générale, ce qui rend le malade incapable de tout mouvement et le force à s'aliter.

Dans cette période initiale de la maladie, on doit prescrire les nervins et les sudorifiques, afin de ramener la chaleur et le sang à la périphérie et de dégager le point ou l'organe interne où la congestion s'est produite :

Acide phosphorique,
Sulfate de strychnine,
Digitaline,

de demi-heure en demi-heure de chaque, un granule (ensemble), avec une boisson chaude (sureau, bourrache, etc.), où l'on aura fait dissoudre nne cuillerée à café de sel Sedlitz.

L'effet de cette médication sera une évacuation alvine, suivie de quelques selles séreuses, puis, une abondante diaphorèse. Nous devons faire à cet égard quelques remarques.

Dans toute inflammation, il y a échauffement du corps, et c'est cet échauffement qui précède et détermine l'explosion de l'incendie. Ce sont des ferments intérieurs, tels que la fecine, la biline, la sudorine, l'uréine, etc. (Voir *Genèse des maladies.*) Ce sont donc ces ferments qu'il faut éliminer avant tout. L'économie a été brusquement surprise et n'a pas eu le temps d'évacuer ces éléments de combustion. De là, la nécessité des évacuants au début des affections inflammatoires. On peut dire que tout traitement doit commencer par là ; mais en soutenant d'autre part la vitalité par les nervins.

La réaction qui suivra, sera franche et pourra être combattue efficacement. Le médecin observera donc attentivement la marche de la fièvre ; et au moindre signe d'embarras interne, il fera des déplétions sanguines en rapport avec les forces du malade.

La méthode dosimétrique n'exclut donc nullement les saignées dans les inflammations, mais elle ne s'en fait pas une règle absolue ; elles les subordonne à l'état de la vitalité ; et comme elle a commencé par relever cette dernière par les nervins, les évacuations sanguines peuvent se faire en toute sécurité et en moindre quantité. En effet, supposons un organe parenchymateux, tel que le poumon : si on a tout d'abord resserré son tissu par la strychnine, il est évident que moins de sang s'y précipitera ; si, au contraire, on commence par produire du vide par la saignée, le sang s'y engouffrera, et il pourra y avoir du danger, à cause de la lipothymie. On voit se confirmer ainsi l'importance de cette loi de la thérapeutique dosimétrique : de faire précéder (ou tout au moins coïncider) les nervins aux évacuations sanguines.

Nous appelons spécialement l'attention de nos confrères sur ce point de doctrine. En médecine, il ne saurait y avoir de système exclusif.

Maintenant, si la chaleur de la peau devient sèche, mordicante — ce qui indique une température animale de 39, 40° c., ainsi qu'on pourra le constater au thermomètre — on aura recours aux alcaloïdes défervescents, tels que l'aconitine, la vératrine. On sait en effet avec quelle rapidité ces deux alcaloïdes font tomber la chaleur et le pouls. Le tableau suivant le démontre.

Emploi dosimétrique de la vératrine dans le rhumatisme aigu.

44 ans. Douleurs dans toutes les articulations. Pouls, 116; chaleur, 39 2/5° c.

JOURS.	DOSES.	HEURES D'OBSERVATION.	EFFETS CONSTATÉS.
1er jour.	2 milligr.	6 heures soir.	La fièvre et les douleurs articulaires persistent, mais il y a une abondante transpiration.
2e jour.	4 milligr.	id.	La fièvre a diminué, pouls à 100, chaleur 38 2/10°.
3e jour.	6 milligr.	id.	Douleurs moindres, pouls à 90, chaleur 35 2/10°.
4e jour.	8 milligr.	id.	Douleurs violentes dans l'articulation sterno-claviculaire droite. Pommade à la vératrine. Appareil ouaté
5e jour.	pas de méd.		
6e jour.	id.		
7e jour.	7 milligr.	soir.	La fièvre est complétement tombée. A partir de cette époque, le malade entre en convalescence et sort guéri au bout de quelques jours.

Le matin, on aura soin de procéder au lavage intestinal par le sel Sedlitz, car c'est là une précaution qu'on ne saurait négliger, à cause de la rapidité avec laquelle se forment les ferments.

La chaleur étant descendue à 37° c., elle ne saurait

s'y maintenir, parce que le foyer de la phlogose existe toujours, à cause du travail local (pulmonaire ou autre); elle oscille donc entre 37 et 39° c., et même peut remonter à 40°, ce qui constitue la période rémittente de la fièvre; il faudra alors employer la quinine, préférablement, l'hydro-ferro-cyanate, qui aura pour effet de régulariser la circulation et la calorification, ainsi que le démontre le tableau suivant :

Expériences thermométriques avec l'hydro-ferro-cyanate de quinine

Violente inflammation de la vessie, suite de contusion.

JOURS.	DOSES.	HEURES D'OBSERVATION.	EFFETS OBTENUS.
1er jour.		5 heures soir.	Pâleur, froid général, pouls petit, à peine perceptible, hypogastre tendu et douloureux, mat; la sonde amène une grande quantité de sang noirâtre.
2e jour.		8 heures matin.	La réaction ne s'est pas faite, hypogastre peu sensible, mat. Injection d'eau tiède dans la vessie. Retour de sang délayé.
3e jour.	10 milligr. de digitaline (d'heure en heure un granule)	8 heures matin.	Réaction générale, pouls à 90, chaleur 35 2/5°.
—		6 heures soir.	Hypogastre moins tendu et moins douloureux ; pouls à 89, chaleur à peu près normale.
4e jour.	Id.	8 heures matin.	L'amélioration se soutient.
—		6 heures soir.	Presque pas de fièvre.

Suite du tableau précédent.

JOURS.	DOSES.	HEURES D'OBSERVATION.	EFFETS OBTENUS.
5e jour.	8 millig. de digitaline.	soir.	Id.
6e jour.	6 millig. de digitaline.	matin.	Id.
—		soir.	Id.
7e jour.	pas de médicaments.	matin.	Léger frisson, douleur de l'hypogastre remontant vers les lombes; fièvre, pouls à 98, chaleur 37 3/5°.
—		soir.	Même état.
8e jour.	10 granules d'hydro-ferro-cyanate de quinine de 0,01 (un granule de 1/2 heure en 1/2 heure)	soir.	La fièvre et les symptômes hypogastriques ont disparu.
9e jour.	pas de médicaments.	matin.	Apyrexie.
—		soir.	Retour de l'accès.
10e jour.	10 granules d'hydro-ferro-cyanate.	soir.	La fièvre a cessé.
11e jour.	6 id.	soir.	Pas de fièvre.
12e jour.	4 id.	soir.	Id.

Il ne saurait donc y avoir aucun doute sur l'action de l'hydro-ferro-cyanate de quinine, puisqu'une première administration a enrayé la fièvre, et que celle-ci est revenue le lendemain, qu'on n'avait pas donné le médicament. On l'a donc repris les jours suivants, et la fièvre a complétement cessé, malgré la gravité de l'accident.

Nous ferons remarquer que la chaleur n'est jamais montée au delà de 37 5/10°, et que même elle est restée pendant quelque temps au-dessous de la moyenne physiologique ou à 35 2/5°, ce qui a dépendu de la stupeur. Ainsi la fièvre est un état relatif et non absolu ; de là, la nécessité des nervins au début des grandes inflammations. Nous ne saurions trop insister sur ce point.

Vient enfin la dernière période de l'inflammation ou celle d'anémie qu'il faut combattre par l'arséniate de fer, ainsi que le démontre le tableau suivant :

Expériences thermométriques avec l'arséniate de fer.

Plaie par écrasement. — Fièvre d'accès. — Engorgement du foie et de la rate. — Infiltration générale. — Le malade a pris antérieurement de fortes doses de sulfate de quinine.

DATES.	Heures d'administration des médicaments.	DOSES.	Heures d'observation.	OBSERVATIONS.
15 sept.	9 1/2 h. mat.	1 millig.	11 1/2 h. mat.	Peau chaude, pommettes injectées; chaleur, 39 2/5°, pouls, 120. Pas de tendance au sommeil. On administre 1 granule de narcéine, qu'on répétera d'heure en heure jusqu'à effet.
	1 1/2 h. soir.	1 —	3 1/2 h. —	
	3 1/2 h. —	1 —		
	5 1/2 h. —	1 —	7 h. soir.	
16 sept.			8 h. matin.	Le malade est sans fièvre; il a bien reposé.
	9 1/2 h. mat.	1 millig.		
	11 1/2 h. —	1 —		
	3 1/2 h. soir.	1 —		
	5 1/2 h. —	1 —	7 h. soir.	Fièvre moindre, pouls à 100, chaleur 37 1/5°.

Suite du tableau précédent.

DATES.	Heures d'administration des médicaments.	DOSES.	Heures d'observation.	OBSERVATIONS.
17 sept.	9 h. matin. 2 h. soir. 6 h. —	1 millig. 1 — 1 —	7 h. soir.	Il n'y a pas eu de frissons, le pouls et la chaleur ont baissé.
18 sept.			8 h. matin.	Transpiration abondante la nuit, urines copieuses, peau moite, pouls à 100, chaleur 35 2/10°.
	10 h. matin. 12 h. — 4 h. soir.	1 millig. 1 — 1 —	6 h. soir.	Pas de frisson, peau plus chaude, pouls à 100.
19 sept			8 h. matin.	La nuit a été tranquille. La chaleur de la peau a disparu, pouls à 102, chaleur à 34 2/8°.
	9 h. matin. 11 h. — 4 h. soir.	1 millig. 1 —	8 h. soir.	Pas d'accès, pouls à 100, chaleur à 32; urine claire et abondante.

Les jours suivants, on continue l'arséniate de fer à la dose de 4 milligrammes par jour. Ce qu'il fallait éviter, c'était le retour des frissons, car quant au pouls et à la chaleur, on voit combien ils ont été variables : le premier tendant à s'élever, le second à descendre, comme c'est le propre dans l'anémie. Le tout, c'est d'entretenir une certaine moyenne de la vitalité, afin d'empêcher les concentrations internes ou accès. Notre pratique à l'hôpital civil de Gand, nous démontre, chaque jour, que même dans les accidents les plus graves, la fièvre inflammatoire peut être conjurée. La médecine expectante a fait trop de victimes pour y persévérer. Il y a une responsabilité en médecine, qu'on ne saurait décliner. Il est trop facile de mettre tout sur le compte de la maladie; trop facile aussi de se prévaloir de son inertie comme d'une prudence sage. La sagacité — nous ne dirons pas la science comme l'entendent les organiciens — consiste à ce qu'il y ait le moins d'anatomie pathologique possible. Les collectionneurs de beaux cas sont le fléau de humanité; ce sont, comme l'a dit fort judicieusement M. Amédée Latour, « d'inutiles naturalistes passant leur vie à classer et à dessiner les maladies de l'homme. »

Nous pouvons maintenant aborder l'étude des inflammations en particulier, en nous en tenant exclusivement à leur période dynamique, celle qui peut être jugulée. Dans un chapitre particulier, nous nous occuperons ensuite des maladies chroniques dues à l'incurie des malades.

Traitement dosimétrique et inflammations en particulier.

MÉNINGITES.

Ce qui caractérise l'inflammation des membranes du cerveau, c'est la céphalée pongitive, lancinante — si c'est la séreuse qui est spécialement atteinte ; — sourde, si c'est la pie-mère ; — pulsative (comme des coups de bélier), si c'est la dure-mère.

L'état du pouls varie également : tantôt vif, serré, tantôt ample, dur.

Quant aux symptômes, ils sont directs ou réflexes. Parmi les premiers, il faut compter la douleur profonde dans les globes oculaires, la contraction irrégulière des pupilles, l'hypéresthésie de la vue et de l'ouïe, le trismus, le grincement de dents, le délire, l'absence de sommeil ; parmi les seconds, les vomissements, la diarrhée, la constipation, etc.

La fièvre est continue et la température du corps s'élève rapidement à 40 et 41° c., pour osciller ensuite aux différents degrés de l'échelle thermométrique.

Voilà l'ensemble des phénomènes d'après lesquels le médecin aura à se guider ; aussi le traitement ne saurait-il être unique, uniforme : tantôt par les saignées, tantôt par les purgatifs, les vomitifs ; il doit être, comme on dit, « tout à tous, » c'est-à-dire prendre conseil du moment.

Ainsi, on donnera « de l'air » à la circulation cérébrale en appliquant quelques sangsues derrière les oreilles et en laissant couler le sang graduellement. En même temps on fera faire des applications froides sur la tête, et on administrera à l'intérieur les alcaloïdes défervescents, tels que l'aconitine et la vératrine,

Un granule de quart d'heure en quart d'heure, jusqu'à la chute de la fièvre,

pour arriver à la quinine, du moment où il y aura des intermissions.

Hydro-ferro-cyanate de quinine, un granule tous les quarts d'heure, jusqu'à régularité parfaite du pouls.

Au moindre signe de paralysie cérébrale — soit au début, soit dans le cours de la maladie — tels que : résolution musculaire, gardes-robes et mixtions involontaires, dureté de l'ouïe, dilatation des pupilles, etc., on administrera l'acide phosphorique et le sulfate de strychnine.

De chaque, tous les quarts d'heure, un granule, jusqu'à cessation des symptômes de paralysie.

La méningite règne souvent épidémiquement — ou plutôt contagieusement — dans les localités où un grand nombre d'enfants sont réunis; M. le docteur G. Goyard a donné, dans le *Répertoire de* 1874, la relation d'une épidémie de ce genre qui a régné pendant cette année à Longjumeau (Seine-et-Oise) parmi les enfants assistés de Paris. Il n'existait à cette époque aucun génie morbide particulier, et la maladie n'a sévi que parmi les nourrissons. Il est probable que plusieurs d'entre eux, en arrivant, portaient déjà le germe de la maladie. La méningite débutait brusquement avec une grande prostration nerveuse, et, au bout de quelques jours, les petits malades succombaient dans des symptômes de paralysie cérébrale. Ce ne fut qu'avec l'arséniate de strychnine et l'hydro-ferro-cyanate de quinine qu'on parvint à en sauver quelques-uns.

Cela prouve une fois de plus que, quelle que soit l'acuité de la maladie, c'est à la fièvre plutôt qu'aux symptômes locaux qu'il faut s'attacher. Même dans la méningite tuberculeuse, qui est caractérisée par d'atroces douleurs cérébrales et des convulsions, la marche du mal peut encore être enrayée, si on sait se servir avec discernement des alcaloïdes, car il y a des observations qui prouvent que les tubercules des méninges peuvent subir une métamorphose régressive, soit graisseuse, soit crétacée, de manière que le mal s'arrête. Il est vrai que les douleurs persistent, mais à la longue le cerveau finit par s'y habituer.

Ce qu'il faut, c'est couper la fièvre méningique procédant par accès et précipitant la mort, parce que la congestion cérébrale qui survient, se termine par épanchement. Souvent ce dernier est dû à l'hydrémie ou anémie cérébrale. Il faut dans ces cas recourir aux antipériodiques : surtout à l'hydro-ferro-cyanate et à l'arséniate de quinine.

De chaque un granule, de quart d'heure en quart d'heure, jusqu'à chute de la fièvre.

Cérébrite. — La cérébrite a une symptomatologie moins patente que la méningite. Le fait s'explique anatomiquement et physiologiquement : anatomiquement, puisque les vaisseaux ne pénètrent dans la substance blanche qu'après s'être divisés dans la pie-mère ; physiologiquement, les vivisections faisant voir que le tissu nerveux blanc n'a aucune sensibilité propre, et que c'est une masse froide.

La fièvre également n'est pas violente, comme celle de la méningite ; c'est pourquoi cette inflammation est si souvent méconnue et que les désordres anatomo-pathologiques ont le temps de s'établir. Cela est surtout vrai dans la cérébrite traumatique : on a vu des individus survivre aux blessures les plus graves du cerveau, même avec perte de substance, et les facultés intellectuelles reprendre toute leur intégrité. D'autres ayant reçu un coup violent sur la tête et n'en ayant éprouvé qu'une douleur mal circonscrite, ont pu continuer à vaquer à leurs occupations jusqu'à ce que la fièvre inflammatoire étant survenue, ils ont succombé par suite de compression cérébrale. A l'autopsie, on a trouvé un abcès dans la substance blanche.

On sait que Dupuytren, par un de ces prodiges d'audace que légitime un tact chirurgical hors ligne, a ouvert un abcès de ce genre par la trépanation.

La conséquence de ce que nous venons de dire, c'est qu'il ne faut pas négliger un mal de tête assez fort pour donner la fièvre, mais l'attaquer énergiquement par les déplétions sanguines dérivatives, les révulsifs, les calmants et les défervescents : caféine, aconitine, vératrine, et surtout rafraîchir le canal intestinal par le sel Sedlitz, car on sait que tous les embarras intestinaux retentissent à la tête. Cette dernière précaution est d'autant plus nécessaire que les matières intestinales exercent une pression sur les veines hémorrhoïdaires et, de proche en proche, sur les sinus veineux rachidiens.

La marche de la cérébrite est donc nettement dessinée : il y a d'abord une douleur sourde de tête circonscrite ou générale, avec un pouls plutôt lent qu'accéléré, somnolence ou lourdeur d'esprit. Rarement des phénomènes réflexes comme dans la méningite; ce n'est qu'au bout de quelques jours que la fièvre éclate par un frisson plus ou moins prolongé. Dans toute cette période de la maladie, on prendra ses précautions, c'est-à-dire que l'on prescrira le repos au lit, les révulsifs aux extrémités, les applications vinaigrées sur le front et la nuque, et l'arséniate de caféine à l'intérieur, afin d'empêcher la congestion.

Un granule de demi-heure en demi-heure, jusqu'à ce que la lourdeur ou torpeur cérébrale soit dissipée.

Quelquefois à l'arséniate de caféine, on est obligé d'associer l'arséniate de strychnine, lorsque le malade reste plongé dans le sommeil, comme il arrive sous les chaleurs tropicales.

Ophthalmies aiguës. — L'œil reflète fidèlement les inflammations du cerveau; aussi le danger de ces inflammations provient-il de leur extension de l'un de ces organes à l'autre. Nous venons de dire que dans la méningite il y a des douleurs profondes dans les globes oculaires, et que l'amblyopie est souvent la conséquence de la suffusion séreuse sur la rétine ; de même dans l'ophthalmie profonde, il y a des douleurs cérébrales fort intenses, et les unes réagissent sur les autres. Sous ce rapport, le traitement de l'ophthalmie aiguë est le même que celui de la méningite et de la cérébrite : décongestionner par les sangsues ou les ventouses. Les endroits d'élection seront ici : aux narines, aux tempes, aux apophyses mastoïdes, à l'anus — afin de dégorger les plexus veineux ophthalmiques. On insistera sur le lavage intestinal par le sel de Sedlitz et on donnera les alcaloïdes défervescents : vératrine, aconitine ; les antipériodiques : arséniate hydro-ferrocyniate ; les antispasmodiques : atropine, hyosciamine, combinés avec les narcotiques : morphine, codéine, narcéine, etc. On fera des embrocations autour des orbites avec la vératrine, l'atropine, et on cachera la vue avec un bandage ouaté. Il est très-important de soustraire l'organe au contact de la lumière et à ses propres mouvements.

En général, dans l'ophthalmie aiguë, le traitement doit être plutôt médical que chirurgical. On évitera ainsi les lésions anatomo-pathologiques ou ophthalmies chroniques, souvent si rebelles.

Dans l'ophthalmie virulente aiguë, on cautérisera la conjonctive au nitrate d'argent et après, on immobilisera les deux yeux avec un appareil ouaté.

Otite. — Il en est de l'otite aiguë profonde comme de l'ophthalmie, c'est-à-dire que le danger consiste surtout dans l'extension de l'inflammation au cerveau, et ici spécialement, au cervelet. On observe alors ce que Flourens déterminait sur des pigeons, par la destruction des canaux semi-circulaires, c'est-à-dire des troubles dans la coordination des mouvements et un véritable mal de mer.

L'otite aiguë produit des douleurs intolérables, comme si on enfonçait un fer ardent dans l'oreille. Cette inflammation doit donc être combattue énergiquement. Le traitement est le même que celui de l'ophthalmie aiguë.

Pituitite.— Dans l'inflammation de la pituitaire, le danger consiste également dans l'extension de l'inflammation au cerveau et aux méninges. Elle peut être le résultat de causes vulnérantes, comme l'arrachement de poils ou vibices. On dégorgera les fosses nasales par les sangsues et on combattra la fièvre par les alcaloïdes déferverscents et antipériodiques.

Nous avons parlé plus haut de la rhinite exsudative ou morve.

Stomatite. — La stomatite simple se combat facilement ; il n'en est pas de même de la stomatite exsudative (voir plus haut) et gangréneuse (noma), qu'on observe surtout dans les contrées marécageuses. Celle-ci doit être combattue par la quinine, principalement l'arséniate, et par l'application du miel muriatisé.

Un granule toutes les heures, au début de la maladie, c'est-à-dire quand les lèvres et la partie interne des joues prennent une teinte blafarde.

On combattra la stupeur par l'arséniate de strychnine.

Un granule toutes les heures, en alternant avec l'arséniate de quinine.

Glossite. — Cette inflammation dépend le plus souvent de l'emploi abusif du mercure, de certains venins ou virus. Il faut la combattre par la strychnine et les arséniates, comme dans la stomatite. Il est dangereux de pratiquer les incisions profondes dans la langue, à cause de l'hémorrhagie et de la prostration. Au besoin, on pratiquerait l'ouverture de la trachée-artère pour empêcher la suffocation.

Localement, on fera usage de gargarismes de chlorate de potasse et de chloral.

Amygdalite. — Ces inflammations n'offrent du danger que pour autant qu'elles sont dues à des causes miasmatiques, qui réclament l'emploi de la strychnine et des arséniates. Les purgatifs drastiques : séné, scamonée, sont nécessaires ici pour opérer un prompt nettoyage de la muqueuse.

Eau de Vienne, 60 grammes,
Sulfate de magnésie, 15 grammes,
Sirop de menthe, 30 grammes.

Angines. — Nous désignons sous ce nom les affections striduleuses menaçant de suffocation par suite du spasme des premières voies, et d'exsudats ou couennes. Ce sont, en général, des maladies miasmatiques, par conséquent exigeant l'emploi de la strychnine et des arséniates. Il faut pousser ces médicaments avec vigueur et combattre le spasme par l'hyosciamine. (Voir *Diphthéries.*)

Pleurésie. — Pneumonie. — Ces deux inflammations marchent souvent de concert; cependant elles se différencient selon que la plèvre ou le poumon sont particulièrement atteints.

Dans la pleurésie, les douleurs sont lancinantes, pongitives (points pleurétiques). On ne les confondra pas avec les douleurs intercostales ou pleurodyniques, qui sont déterminées par la contraction des muscles intercostaux. Les douleurs pleurétiques se font sentir en dehors même de la respiration, comme quand le malade cherche à retenir son haleine. Le pouls est petit et vif, la face grippée et le plus souvent pâle. L'auscultation fait entendre des râles crépitants et sibilants. La toux est sèche ou du moins suivie d'une expectoration peu abondante; toujours séreuse. La maladie débute par un frisson violent. Il faut donc, *dès le début*, administrer l'arséniate de strychnine, l'arséniate de quinine et la digitaline.

De chaque un granule (ensemble), de demi-heure en demi-heure

On appliquera sur la poitrine des ventouses sèches, et immédiatement après on l'immobilisera par un bandage de corps, car il est important d'empêcher les mouvements des parois thoraciques qui exercent un frottement douloureux sur la plèvre enflammée. Pour boisson on donnera une limonade avec adjonction de sel de Sedlitz, afin de provoquer une abondante exsudation par les muqueuses digestive et urinaire.

Ce traitement a particulièrement en vue de prévenir l'épanchement dans la plèvre, lequel se fait généralement endéans les premières heures.

La réaction étant survenue, on la combattra par l'aconitine, la vératrine.

De chaque un granule (ensemble), de quart d'heure en quart d'heure jusqu'à la chute du pouls et de la chaleur.

Dans la pneumonie, le malade éprouve un sentiment de bouillonnement dans la poitrine avec une forte oppression, difficulté de la circulation de retour, face injectée, vultueuse, expectoration spumeuse et sanguinolente, pouls dur, absence de bruits respiratoires — à moins des râles bronchiques, matité.

On voit que le facies de la maladie est ici tout autre que celui de la pleurésie et qu'il faut venir au secours du malade en débarrassant ses poumons par la saignée. Cependant on donnera également l'arséniate de strychnine, l'arséniate de quinine et la digitaline, afin de favoriser le retour du poumon sur lui-même et de prévenir l'infiltration ou l'œdème pulmonaire.

De chaque un granule, de demi-heure en demi-heure jusqu'à sédation. Pour boisson, la limonade au sel de Sedlitz.

La réaction sera combattue par l'aconitine et la vératrine, comme dans la pleurésie. On s'abstiendra autant que possible de narcotiques. Pour adoucir la toux et faciliter l'expectoration, on donnera une potion kermétisée. On pourra également recourir à la scillitine.

Un granule de demi-heure en demi-heure, avec un looch blanc.

La broncho-pneumonie sera traitée de la même manière. Ce traitement aura pour résultat d'empêcher les lésions anatomo-pathologiques, contre lesquelles l'art est si souvent impuissant. D'ailleurs, il est fondé sur la marche même de la maladie. Bouillaud prétendait juguler les maladies aiguës de la poitrine par les saignées coup sur coup; nous le comprenons chez les individus vigoureux et sanguins; mais la saignée ne modifie point la vitalité du poumon (l'organe souffrant), et par le vide qu'elle produit forme une espèce de gouffre dans lequel tout le sang du corps vient se précipiter. Il est donc beaucoup plus rationnel de resserrer le tissu pulmonaire par les arséniates; de cette façon, si les saignées doivent se faire — étant commandées par la gêne de respiration, — elles pourront être moins copieuses et moins nombreuses.

Le traitement par le tartre stibié à dose controstimulante, nous ne prétendons pas le rejeter, mais nous pensons que dans la majeure partie des cas, on pourra s'en passer par les alcaloïdes défervescents.

Nous ne dirons rien du traitement par l'alcool, si ce n'est qu'il ne convient qu'aux pays où l'on fait abus de boissons alcooliques. Mais, même alors, on n'est pas dispensé d'employer l'arséniate de strychnine, l'arséniate de quinine, la digitaline, etc.

Nous devons dire ici un mot de la thoracocenthèse capillaire ou aspiratoire. Malgré l'énergie avec laquelle la pleurésie est combattue, il arrive que l'épanchement se produit et exige une prompte évacuation, sous peine de voir périr le malade par suffocation. C'est dans ces cas que la thoracocenthèse capillaire devient une planche de salut. Même dans les cas douteux, il faudra l'instituer, parce qu'elle ne saurait en aucune manière aggraver la situation. La matité, le bruit de souffle, l'égophonie, la bronchophonie manquent souvent ou sont des signes insuffisants pour indiquer l'étendue de l'épanchement. L'augmentation de capacité du côté malade, est également un signe insuffisant. Mais ce qui ne fait point de doute, c'est que le malade étouffe, et qu'il faut lui venir en aide. Au point mat et saillant, on plongera le trois-quarts capillaire, et le défaut de résistance indiquera qu'on est arrivé dans le foyer. Admettons qu'on n'y soit pas, on répétera l'opération sur le point avoisinant, jusqu'à ce qu'on amène du liquide par l'opération.

Péricardite. — Cardite. — Endocardite. — L'inflammation du cœur et de ses enveloppes se caractérise par des douleurs pongitives, comme des coups de poignard, et les désordres dans les rhythmes circulatoire et respiratoire. A l'auscultation, on a les bruits de cuir neuf, de soufflet, de râpe, de scie. La maladie débute par un état de frisson et de lipothymie, qui prouve que l'organe a été brusquement surpris, et qu'il faut lui venir en aide par l'arséniate de strychnine et la digitaline.

Arséniate de strychnine,
Digitaline,
de chacun un granule (ensemble) de demi-heure en demi-heure.

Le médecin anglais Cullen a dit que la digitale est l'opium du cœur ; mais comme l'opium engourdit le cerveau, la digitale engourdit le centre circulatoire ; il faut donc associer la digitaline aux arséniates. Il est évident que les mouvements du cœur ont été brusquement troublés et que la distension de ses parois en a été la conséquence. Il faut donc donner à l'organe la force de revenir sur lui-même et non l'affaiblir par des déplétions sanguines inopinées. Il se produit ainsi un vide que la soustraction sanguine empêche de remplir. De là, trouble de la circulation et de la respiration. Toutefois, on se tiendra en garde contre la réaction, et du moment que celle-ci dépassera certaine mesure, on la réprimera par l'aconitine et la vératrine.

Un granule de chaque (ensemble), de demi-heure en demi-heure, jusqu'à chute du pouls et de la chaleur animale.

Dans la péricardite, ce que l'on a le plus à craindre ce sont les fausses membranes et les épanchements. Les premiers se déposent sur les deux feuillets séreux et en empêchent le libre fonctionnement : de là, les frottements, craquements, bruits de vieux cuir, de râpe, de scie, dont nous parlions tantôt. Il faut donc entretenir la fluidité du sang par les alcalins, tels que l'arséniate de soude, qui est indiqué ici dès que la fièvre aura été combattue par les alcaloïdes défervescents.

Arséniate de soude,
un granule d'heure en heure.

On favorisera son action par une eau minérale saline, et au besoin par le sel de Sedlitz, dont on donnera chaque matin un ou deux verres.

L'hydropéricarde se rattachant à un état d'anémie, on donnera pour le prévenir :

Arséniate de fer,
quatre à six granules par jour.

Mais si on s'aperçoit à la gêne croissante de la circulation et de la respiration, à la faiblesse du pouls, à la voussure de la région cardiaque que l'épanchement s'est produit, sans attendre un moment on pratiquera la thoracocenthèse cardiaque en pénétrant dans le péricarde entre la cinquième et sixième côtes gauches à l'endroit où commencent les cartilages, afin d'éviter l'artère mammaire interne. Il n'y a à pratiquer cette opération aucun danger, tandis qu'il y en a un fort grand à laisser subsister l'épanchement. Immédiatement après avoir débarrassé le péricarde, on donnera les alcaloïdes diurétiques, tels que la digitaline, la colchicine, la scillitine, qu'on appuiera par les ferrugineux, surtout le sucre à l'oxyde de fer soluble Chanteaud, parce qu'il s'arrange parfaitement avec l'alimentation.

Dans la cardite, le pouls est plutôt ralenti qu'accéléré, et il y a tendance à la cyanose, à la syncope, au refroidissement. On comprend que la digitaline, dans ce cas, pourrait nuire ; à plus forte raison, la digitale en substance. Il faut donc, de prime abord, recourir à l'arséniate de strychnine.

Un granule de demi-heure en demi-heure, jusqu'à relèvement du cœur ; avec une potion cordiale.

La cardite est généralement due au rhumatisme, à la goutte, à l'alcoolisme, à l'abus des opiacés. Les arséniates sont indiqués dans ces différents cas, de préférence l'arséniate d'antimoine.

Un granule toutes les demi-heures

Dans l'endocardite, l'accélération du pouls est la règle et le ralentissement n'a lieu que lorsque l'inflammation gagne la substance musculaire. Il faut dans ce cas associer la digitaline à l'arséniate de strychnine.

De chaque un granule, de demi-heure en demi-heure.

Il faut être sobre de narcotiques et ne pas céder au désir du malade de dormir, parce que cela l'exposerait à des réveils en sursaut, avec une agitation du cœur qui pourrait être mortelle. Le sommeil viendra naturellement quand l'organe aura été fortifié par les arséniates.

Péritonite. — La péritonite est générale ou partielle. — La péritonite générale est caractérisée par une grande prostration : le malade reste couché sur le dos, les membres inférieurs retirés sur le bassin, afin de mettre la paroi du ventre dans le relâchement. La face est grippée, le pouls filiforme, la peau froide. Le ventre est distendu en pointe vers le nombril. Il y a hoquet et vomissement de matières verdâtres. D'après l'ensemble de ces symptômes on voit qu'il faut recourir aux nervins : acide phosphorique et sulfate de strychnine.

De chaque un granule, de demi-heure en demi-heure, jusqu'au retour de la chaleur périphérique.

Si les frissons persistent, on donnera l'hydro-ferrocyanate de quinine, qui est ici le calmant par excellence.

Un granule de demi-heure en demi-heure.

Dès que la réaction sera survenue, la chaleur morbide tendant à s'élever au delà de 38° c. et le pouls au-delà de 100°, on passera à la vératrine, comme l'indique le tableau suivant :

Emploi dosimétrique de la vératrine dans la péritonite puerpérale.

27 ans. — Multipare — accouchement normal.

(Observation communiquée par le docteur Deneffe, professeur de la Faculté de médecine de l'Université de Gand.)

DATES.	Heures d'administration des doses.	Heures d'observation	EFFETS.
5 juin.		8 h. matin.	Malaise général. — Frissons, suivis de réaction ; pouls à 90, chaleur, 38 3/5°. — Ventre légèrement météorisé, peu sensible. — Repos, diète, boissons rafraîchissantes. — Embrocations d'huile de camomille.
—		6 h. soir.	Pas d'amélioration, pouls à 100. — Seins dégonflés, ventre météorisé, respiration gênée, prostration plus grande. — Mixture contro-stimulante à la digitale et au tartre émétique: une cuillerée d'heure en heure.
6 juin.		8 h. matin.	Nuit agitée, insomnie, ventre douloureux distendu en pointe, respiration plus gênée, seins flasques, lochies rares et fétides ; pouls à 110, chaleur, 40° c. ; face grippée. — Continuation de la mixture controstimulante, en portant la digitale de 3 à 6 grammes ; vésicatoire sur l'hypogastre.
—		6 h. soir.	Pouls à 117 ; ventre tendu, moins douloureux en apparence, vomissements verdâtres, par intervalles du hoquet.

Suite du tableau précédent.

DATES.	Heures d'administration des doses.	Heures d'observation	EFFETS.
7 juin.	De 10 heures du mat. à 11 heures du soir, 1 milligr. de vératrine d'heure en heure.	11 h. soir.	Pouls à 100; chaleur de la peau moins mordicante, soif moins vive, ventre moins tendu, le hoquet a disparu, encore quelques vomissements
8 juin.	De 11 heures du matin à 10 heures du soir, 1 milligr. de vératrine d'heure en heure.	11 h. soir.	Pouls à 80 ; peau moite, ventre distendu, beaucoup moins douloureux, les vomissements et le hoquet ont cessé.
9 juin.	De 12 heures du matin à 8 heures du soir, 1 milligr. de vératrine d'heure en heure.	8 h. matin.	Pouls à 80 pulsations ; ventre souple, indolore, le hoquet et les vomissements n'ont pas reparu.
10 juin.			La médication est suspendue. L'amélioration poursuit sa marche.

On voit, d'après ce tableau, que l'amélioration a commencé avec l'administration de la vératrine. — La mixture contro-stimulante n'a fait qu'augmenter la prostration générale ; mieux eût valu prescrire les nervins et l'hydro-ferro-cyanate de quinine. Nous en trouvons la preuve dans le tableau suivant :

Emploi dosimétrique de la digitaline et de l'hydro-ferro-cyanate de quinine dans la péritonite partielle.

35 ans. — Violente contusion de l'épigastre. Hématémèse.

JOURS.	DOSES.	Heures d'observation	EFFETS.
1er jour.		5 h. soir.	Pâleur, froid général, pouls petit, à peine perceptible, épigastre distendu et mat. Vomissement de sang noirâtre.
2e jour.		8 h. matin.	La réaction n'a pas eu lieu. Epigastre peu sensible, mat.
—		8 h. soir.	Epigastre tendu et sensible, ventouses scarifiées, cataplasmes.
3e jour.	1 millig. digitaline toutes les heures. (10 milligr.)	8 h. matin.	Réaction générale, pouls à 90, chaleur, 35 2/5o.
—		8 h. soir.	Epigastre moins tendu et moins douloureux, chaleur à peu près normale.
4e jour.	Même prescription.	8 h. matin.	L'amélioration se soutient.
—		8 h. soir.	Presque pas de fièvre.
5e jour.	8 millig. digitaline, 1 d'heure en heure.	8 h. soir.	L'amélioration continue.
6e jour.	6 mill. digitaline.	8 h. matin.	Même état.
—		8 h. soir.	Même état.

Suite du tableau précédent.

JOURS.	DOSES.	Heures d'observation	EFFETS.
7e jour.		8 h. matin.	Réaction fébrile, pouls à 98, chaleur, 37 3/5o. — Sangsues. — Cataplasmes.
—		8 h. soir.	Même état.
8e jour.	10 gran. hydro-ferro-cyanate de quinine au 0.01. (1 granule de demi-heure en demi-heure)		Dans la journée, la fièvre et les symptômes péritonéaux tombent.
—		soir.	La fièvre a presque entièrement disparu.
9e jour.	Sans prescription.	soir.	Léger accès fébrile avec retour des douleurs.
10e jour.	10 granules hydro-ferro-cyanate	soir.	La fièvre est tombée.
11e jour.	6 granules.	soir.	Apyrexie.
12e jour.	4 granules.	soir.	La fièvre a cessé.

Ce tableau nous permet de faire quelques observations. D'abord que dans les inflammations par sidération nerveuse, la chaleur ne se relève pas aussi vite que dans les inflammations franches, et n'est pas en rapport avec l'état du pouls; ainsi ce dernier était à 90, quand la chaleur n'était qu'à 35 2/5, par conséquent au-dessous de la moyenne physiologique. Cette circonstance fait voir combien il est nécessaire d'insister sur les nervins.

On voit également combien vite la fièvre a cédé à l'hydro-ferro-cyanate de quinine ; mais combien aussi il y a eu tendance à son retour dès qu'on a suspendu le remède. Il faut donc continuer pendant quelques jours après que la fièvre a disparu.

La péritonite puerpérale ou métro-péritonite est sans doute la plus terrible des inflammations, parce qu'elle se complique d'un élément infectieux ou la *lochine*, qui en fait une véritable septicémie ; aussi les médicaments antiseptiques doivent-ils être employés dans ce cas ; et l'on ne saurait en avoir de meilleur que l'arséniate de fer, qu'on peut pousser à des doses assez élevées, jusqu'à dix et vingt granules par jour, en procédant graduellement.

La combinaison de l'acide arsénieux avec le fer écarte toute crainte d'empoisonnement. Ainsi donc dans la métro-péritonite, indépendamment des nervins au début : acide phosphorique et sulfate de strychnine, indépendamment de la vératrine dans la période de réaction, de l'hydro-ferro-cyanate de quinine dans la période d'accès, on emploiera l'arséniate de fer contre la septicémie, caractérisée par l'écoulement de lochies fétides, la transpiration visqueuse, le pouls vif et très-accéléré (120), la chaleur mordicante (40, 41° c.), le délire, les soubresauts de tendons, la gêne de la respiration, tous les symptômes enfin annonçant une décomposition du sang.

Arséniate de fer,
un granule de demi-heure en demi-heure.

Il est d'autant plus nécessaire de maintenir la plasticité du sang que la métro-péritonite donne souvent lieu à des suffusions séreuses et à l'albuminerie, qui expliquent les convulsions éclamptiques propres à cette inflammation.

Hépatite. — Il faut distinguer l'inflammation de l'enveloppe du foie ou périhépatite, de celle du parenchyme. Dans la première, c'est la séreuse qui est atteinte, réclamant le même traitement que la péritonite. (Voir cette dernière.)

Dans l'inflammation du parenchyme il y a cholémie, les éléments de la bile étant retenus dans le sang. De là, un sentiment de malaise, la chaleur mordicante de la peau, la soif vive, quelquefois les vomissements, et tous les signes d'une décomposition du sang, la bile agissant comme un véritable poison, à cause de sa nature alcaline. Il résulte de cet état pathologique que, indépendamment des antiphlogistiques généraux, bains, cataplasmes, sangsues, il faut recourir aux évacuants et aux antispasmodiques, principalement l'hyosciamine et l'arséniate de caféine, afin de rétablir le cours de la bile.

De chaque un granule (ensemble), d'heure en heure.

On aura soin de rafraîchir le tractus intestinal par le sel de Sedlitz.

L'hépatite, dans les pays chauds, se termine souvent par un abcès au foie, avec résorption bilioso-purulente. Il faut donc recourir à la paracentèse capillaire, dès qu'il y a apparence de fluctuation. Les Anglais, dans l'Inde, y sont plus sujets que les indigènes, à cause de leur régime échauffant et de leurs médicaments incendiaires. Il serait à désirer que la dosimétrie pénétrât dans ces pays; malheureusement on connaît la ténacité des Anglais à conserver les usages établis. Dans l'Amérique du Sud où règnent les fièvres bilieuses miasmatiques, la dosimétrie a été accueillie avec une grande faveur, parce qu'on en a compris les avantages, surtout en regard des embarras de la vieille pharmacie.

Splénite. — Il en est de la splénite comme de l'hépatite, c'est-à-dire que c'est surtout à l'état du sang qu'il faut avoir égard. Les globules rouges du sang s'amassant dans l'organe, le rendent friable, pultacé. De là aussi les congestions veineuses du côté de l'estomac donnant lieu à l'hématémèse. (Voir cette dernière.)

Dans cette inflammation il faut dégorger la rate par l'arséniate de strychnine, qui aura aussi pour effet d'empêcher l'altération du sang.

Un granule d'heure en heure.

La *splénite*, comme l'hépatite, peut se terminer par abcédation. Il faut dans ce cas procéder à la paracentèse capillaire, afin de ne pas laisser la rate se désorganiser. En général, on peut reprocher au médecin un manque de hardiesse; il est vrai qu'il est retenu par la responsabilité professionnelle. Cependant l'autopsie devrait inspirer plus que des regrets.

Gastrite-Entérite (*gastro-entérite*). — On sait que Broussais a voulu faire de la gastro-entérite et de son extension aux autres viscères abdominaux, ainsi qu'au cerveau et aux méninges (gastro-entéro-hépatoméningo-encéphalite), le fond de la médecine. C'est qu'il a confondu dans un même cadre les fièvres ataxo-adynamiques et les inflammations viscérales qui en sont la conséquence, c'est-à-dire la cause et l'effet. Nous avons traité plus haut de ces fièvres et du traitement qu'elles réclament. Nous n'avons donc plus à nous occuper ici que des inflammations idiopathiques, dues à des causes locales.

Gastrite. — Il faut distinguer ici les différentes membranes qui peuvent être le siége de l'inflammation. Ainsi quand la douleur est vive, augmentant au moindre toucher, avec la face grippée, hoquet, vomissements verdâtres, c'est à une péritonite localisée qu'on a affaire et il faut la traiter de la même façon que la péritonite générale.

Quand c'est la muqueuse qui est enflammée, il y a le *brûlant* qui s'étend à la gorge. La langue est effilée et rouge sur les bords. On laissera l'estomac tranquille, et si la douleur ou plutôt la sensibilité épigastrique persiste, on l'enlèvera par quelques sangsues. — Diète absolue, boissons émollientes.

Les douleurs crampiformes indiquent que c'est le plan sous-muqueux qui est entrepris ; c'est la gastrodynie proprement dite et qui doit être traitée comme telle. (Voir plus haut.)

Quant à la gastrite de nature typhoïde, on sait que pour l'illustre auteur de la médecine physiologique, l'adynamie et l'ataxie étaient un signe de la phlogose locale. Ce qui est certain, c'est qu'avec ses médicaments incendiaires Brown ne faisait qu'augmenter l'irritation de l'estomac. N'ayant à sa disposition que des stimulants fixes ou diffusibles, tels que le quinquina, la serpentaire de Virginie, l'état typhique, caractérisé par les fuliginosités de la langue et des lèvres, le subdélire ou coma vigil, la carpologie, etc., ne faisaient que s'exaspérer, et on voyait surgir la sur-azotisation des humeurs ou l'état ataxique dû à la production de carbonate d'ammoniaque. (Voir plus haut *Typhus.*)

Les gastrites franches ou idiopathiques ont singulièrement diminué depuis que la polypharmacie ou la manie des drogues, est moins en faveur. On ne risque plus de voir un simple dérangement de l'estomac dégénérer en gastrite depuis qu'on est plus sobre de purgatifs drastiques — quoique des annonces pompeuses y incitent constamment de pauvres dupes. C'est aux médecins à tenir leurs malades en garde contre ce charlatanisme, qui emprunte toutes les formes, pour s'insinuer dans la confiance du public.

Entérites. — La distinction de ces inflammations des diverses parties de l'intestin se base surtout sur leurs fonctions, leur degré de vitalité et leurs rapports avec les organes avoisinants.

Duodénite. — Elle s'accompagne de symptômes bilieux, à cause du canal cholédoque. Les symptômes pancréatiques sont moins bien déterminés, à moins de comprendre comme tels la diarrhée graisseuse ou lactescente qu'on remarque dans ces cas. La douleur est sourde, profonde, les deux premières portions du duodénum n'ayant point de séreuse. Cette douleur est augmentée par la pression exercée sur le foie. La jaunisse qui se déclare dans le cours de cette inflammation est due à la propagation de la duodénite au foie. (Voir *Hépatite*.)

Le traitement consiste principalement à faire fluer la bile dans l'intestin au moyen de la quassine, et à faire le lavage du tractus par le sel de Sedlitz ; cela est d'autant plus nécessaire que le côlon transverse est en rapport direct avec le duodénum. La diète et les émollients feront le reste.

Jéjunite. — *Iléite.* — Ces deux portions flottantes de l'intestin grêle ayant une enveloppe péritonéale présentent les symptômes de la péritonite partielle, caractérisée par des douleurs pongitives, irradiant autour du nombril, mais plus profondes que celles de la péritonite pariétale. — Les coliques qu'on observe également dans ces cas, peuvent prendre le caractère d'un étranglement interne ou *miserere*. On les combattra par l'hyosciamine avec les huileux.

Un granule de demi-heure en demi-heure avec une cuillerée à dessert d'huile d'olive pure ou émulsionnée avec un jaune d'œuf.

C'est dans le jéjunum et l'iléon que la fièvre typhoïde se localise par l'hypertrophie et l'ulcération des glandes de Peyer et de Brunner ; aussi faut-il insister sur le lavage de l'intestin par le sel de Sedlitz. (Voir *Fièvre typhoïde*.)

Typhlite. — C'est l'inflammation du cœcum; elle est caractérisée par une douleur profonde de la fosse iliaque droite. Ici encore il faut distinguer la typhlite péritonéale ou pérityphlite qui s'étend souvent au tissu cellulaire ambiant et donne lieu à un abcès qui se fait jour soit dans la vessie, soit dans le rectum, soit le long du canal inguinal. La typhlite se déclare souvent dans le cours de la fièvre typhoïde. Indépendamment des antiphlogistiques externes, sangsues, cataplasmes, etc., il faut veiller à la non-stagnation des matières fécales par le lavage de l'intestin avec le sel de Sedlitz.

Côlites. — La position des côlons ascendants et descendants fait que cette inflammation se fait sentir profondément dans les lombes où elle pourrait être confondue avec la psoïte, d'autant, qu'elle est augmentée par le redressement du tronc ; cependant il y a ici le ballonnement du ventre, les borborygmes, qui indiquent le dérangement fonctionnel du gros intestin. On insistera surtout, dans ces cas, sur les lavements émollients. S'il se forme des constrictions, on aura recours à l'hyosciamine et aux huileux, comme dans l'entérite.

L'S du côlon étant flottant et ayant une enveloppe péritonéale, les douleurs dues à son inflammation sont quelquefois très-vives. Il faut les combattre comme une péritonite partielle.

Rectite. — Cette inflammation est caractérisée par une chaleur en dedans du bassin, et les ténesmes de l'anus. On la combattra par des sangsues, des lavements émollients, mais surtout la vératrine et l'hyosciamine.

De chaque un granule (ensemble), d'heure en heure.

Néphrite. — L'inflammation rénale est caractérisée par des douleurs sous forme de coliques, irradiant le long des plexus du grand sympathique et donnant lieu à la rétraction du testicule chez l'homme, à la douleur ovarique chez la femme. Les urines sont rares, rouges, quelquefois mélangées de sang. Il faut ici combattre le spasme par l'hyosciamine et rétablir la sécrétion urinaire par la digitaline.

De chaque un granule (ensemble), de demi-heure en demi-heure.

Le lavage de l'intestin par le sel de Sedlitz est d'autant plus nécessaire que l'accumulation des matières fécales dans le côlon augmente la douleur rénale. Nous mentionnons pour mémoire les bains de vapeur térébenthinés, à cause de leur influence sur les urines. Quand il y a abondance d'acide urique, on aura recours à l'acide benzoïque.

Un granule de quart d'heure en quart d'heure.

La fièvre de la néphrite sera combattue par la vératrine dans la forme continue.

Un granule de demi-heure en demi-heure.

et par l'hydro-ferro-cyanate de quinine dans sa forme d'accès.

Un granule toutes les demi-heures.

Cystite. — Dans la cystite, il faut avoir particulièrement en vue l'état des urines et des mucosités. Il y a là, en effet, une double source d'irritation. D'une part l'alcalinité, de l'autre l'acidité : dans les urines, l'acide urique, dans les mucosités, les chlorures. Il faut donc insister sur le lavage intestinal par le sel de Sedlitz, la digitaline et l'acide benzoïque.

De chaque un granule (ensemble), toutes les demi-heures.

Les épreintes souvent si douloureuses, on les calmera par l'hyosciamine.

Un granule de demi-heure en demi-heure avec les granules de digitaline et d'acide benzoïque.

Si la fièvre est intense, on la fera tomber en administrant l'aconitine et la vératrine.

De chaque un granule (ensemble), de demi-heure en demi-heure.

Dans la forme d'accès, on donnera l'hydro-ferro-cyanate de quinine.

Un granule de demi-heure en demi-heure, jusqu'à cessation des accès.

Nous devons ici dire un mot des cystites dues aux rétrécissements urétraux, où la médecine dosimétrique peut rendre de si grands services. Il est rare, en effet, que la rétention d'urine dépende exclusivement de l'oblitération du canal urétral. Il y a, d'une part, spasme du col vésical, paralysie du corps, de l'autre. Avant de recourir au cathétérisme forcé, il faut donc mettre hors de cause ces causes vitales, par la cicutine, l'hyosciamine et la strychnine.

De chaque un granule (ensemble), de demi-heure en demi-heure, jusqu'à cessation du spasme et écoulement des urines.

Métrite. — Nous avons déjà traité de la métro-péritonite. Ce que nous avons à dire de la métrite se réduit à peu de chose, parce que l'utérus en dehors de l'état gravide a peu de sensibilité. L'organe dort.

Le proverbe : *Mulier est quod est propter uterum*, se rapporte plutôt aux ovaires, qui établissent vraiment la fémininité, comme les testicules la virilité. L'utérus a un tissu compacte, presque semblable à du cuir, qui fait qu'en dehors de la grossesse il s'engorge difficilement.

Distinguons cependant la métrite par cause externe, par suite des opérations qu'on pratique sur cet organe et qui peuvent donner lieu à des symptômes fort graves, à des douleurs vives et continues, déchirantes, s'étendant au sacrum, aux lombes, avec une fièvre brûlante. Ces accidents devront être combattus par les bains, la cicutine, l'hyosciamine,

De chaque un granule (ensemble), de demi-heure en demi-heure.

et dans les accès par l'hydro-ferro-cyanate de quinine,

Un granule toutes les demi-heures.

Traitement des maladies chroniques et diathésiques.

Les maladies chroniques sont dues à une cause morbide, provenant de l'organisme même ou du dehors. Ce sont en général des *diathèses*, c'est-à-dire les vices de nutrition.

Ce mot *vice* n'exclut pas la vitalité; c'est, en effet, par suite d'un défaut de résistance vitale que la plupart des causes morbides agissent sur nous. Aussi la dosimétrie se fait-elle une loi constante de renforcer la vitalité au lieu de la diminuer.

Le mot *diathèse* est par lui-même fort vague, puisqu'il n'implique que la disposition à certaines maladies ; mais cette disposition a une cause organique qu'il faut rechercher avant tout traitement pour y appliquer la *dominante*.

Nous venons de dire que les causes de diathèses existent en nous ou hors de nous. C'est sous ce double rapport que nous allons les examiner.

DIATHÈSES INTERNES.

Les diathèses internes sont inhérentes à l'organisme même, à son fonctionnement.

Dans l'état physiologique, il y a équilibre parfait entre la composition et la décomposition : la sortie compense l'entrée, de sorte qu'il n'y a surcharge ni d'un ni d'autre côté; en même temps que les matériaux de la nutrition sont mis en place, ceux de la dénutrition sont éliminés ou soumis à une élaboration nouvelle. Ainsi les globules rouges du sang ayant été décomposés dans la rate, leurs éléments cruoriques transportés au foie y servent à l'élaboration de globules nouveaux. La nature a pris cette sage précaution, afin de ne pas augmenter outre mesure le travail de recomposition. C'est une construction neuve dans laquelle elle fait entrer des matériaux anciens.

C'est dans le défaut d'équilibre des deux mouvements de composition et de décomposition que consistent les diathèses par causes internes. C'est donc à rétablir cet équilibre que le médecin doit s'attacher. La médecine perd ainsi ce qu'elle présentait d'humoral ou d'iatro-chimique, pour revenir à la cause première, c'est-à-dire la vie.

Diathèse pléthorique. — A proprement parler, cette diathèse ne constitue pas un état morbide, c'est, au contraire, un excès de santé, mais qui, en tant que pléthore, peut avoir des conséquences fort graves, même mortelles.

La pléthore doit s'entendre de l'excès de plasticité du sang, c'est-à-dire d'une nutrition excessive. Il faut donc la combattre par les délayants et les rafraîchissants, principalement l'usage régulier du sel de Sedlitz. Quant aux congestions locales, on les dissipera par les évacuations sanguines faites à temps et aux endroits appropriés. (Voir *Congestions.*)

La diathèse pléthorique donne lieu aux maladies inflammatoires, qui viennent alors à naître par la moindre cause occasionnelle, au point de paraître spontanées. Cette susceptibilité inflammatoire devra être corrigée par l'emploi des alcaloïdes défervescents, tels que l'aconitine, la vératrine et la quinine. Ainsi tout mouvement fébrile devra être repoussé par l'aconitine.

Un granule toutes les heures, jusqu'à ce que l'effort congestif soit tombé.

C'est dans cette prophylaxie que consiste surtout l'art du médecin, et non à affaiblir l'économie par des saignées et la diète.

Diathèse hémorroïdaire. — Autant dans la diathèse pléthorique le sang est rutilant et plastique, autant dans la diathèse hémorroïdaire il est foncé de couleur et presque poisseux. Ce sont les globules rouges qui ne se renouvelant pas en temps, ne s'oxygènent plus, de sorte que l'hémaglobine, au lieu de dégager de l'acide carbonique, dégage au contraire de l'oxyde de carbone. C'est dans cette vénosité du sang que consiste là diathèse hémorrhoïdaire. On nous permettra d'entrer ici dans quelques explications.

L'oxygène apporté par la respiration sous la pression de l'air atmosphérique, passe à travers les parois des vaisseaux capillaires et va se porter sur l'hémaglobine des corpuscules sanguins; il se forme ainsi un oxyde d'hémaglobine auquel les corpuscules doivent leur rutilance.

Dans l'empoisonnement par l'oxyde de carbone, celui-ci va se porter sur les globules sanguins, et se combine avec l'hémaglobine, au point que ces globules ne peuvent plus prendre de l'oxygène frais, et que l'individu meurt asphyxié; c'est ce qui arrive, à un degré moindre, chez les individus à constitution hémorrhoïdaire; aussi faut-il, par tous les moyens, fouetter leur sang, afin de hâter sa décarbonisation.

Parmi ces moyens, il faut compter en premier lieu le sel de Sedlitz, qui aura pour effet de rendre le sang plus pénétrant, plus avide d'oxygène; ensuite les arséniates qui poussent également à la vivification du sang. Sur les plateaux où l'air est raréfié et la pression barométrique moindre, les individus qui habitent à ces hauteurs sont obligés de prendre de l'arsenic, afin d'empêcher les congestions pulmonaires.

L'état hémorrhoïdaire prédispose aux congestions passives : de là, l'état bleuâtre des tissus apparents, et la lourdeur générale. On fera prendre à ces individus, tous les matins le sel de Sedlitz, et le soir deux granules d'arséniate de strychnine, afin de réveiller la tonicité des vaisseaux et d'augmenter la rutilance du sang. Ces individus étant prédisposés aux fièvres algides ou apoplectiformes, on combattra ces dernières par l'arséniate de quinine. (Voir plus haut *Fièvres algides*.)

Diathèse splénique. — Comme nous l'avons dit plus haut, on admet généralement aujourd'hui que les globules rouges du sang qui ont déjà circulé, et qui sont devenus ainsi hors d'usage, ne pouvant plus renouveler leur oxygène, on admet, disons-nous, que ces globules sont détruits dans la rate — comme le vieux fer dans la fonte — et que la matière colorante ou hémaglobine est transportée au foie pour servir à la formation de globules nouveaux. Quand cette destruction n'a pas lieu, ou du moins est insuffisante, il y a diathèse splénique, c'est-à-dire que la rate s'engorge, et cet engorgement se transmet de proche en proche à toute la veine-porte, c'est ce qui a fait dire aux anciens : *Vena portarum, porta malorum.* Il faut dans ces engorgements, l'arséniate de fer, l'arséniate de strychnine, l'arséniate de soude.

De chaque un granule (ensemble), trois à quatre fois par jour.

et le matin le sel de Sedlitz.

Une cuillerée à café dans un verre d'eau.

Nous avons indiqué plus haut les symptômes des

congestions abdominales, nous y renvoyons nos lecteurs.

Diathèse obésique. — Cette diathèse se fait surtout remarquer chez les hommes de lettres, chez qui la vie intellectuelle l'emporte sur la vie animale : les artères sont fort petites, les extrémités potelées, ce ne sont donc point les congestions qui sont à craindre, mais plutôt la stase sanguine. C'est surtout dans le foie que ces embarras se produisent, aussi ces individus sont-ils exposés aux hydropisies, d'autant, que la vie de cabinet finit par amener la chloro-anémie. Les obèses doivent donc s'astreindre à beaucoup d'exercice, tenir le ventre libre par le sel de Sedlitz et prendre le soir deux granules d'arséniate de strychnine, afin d'activer toutes les fonctions. En suivant ce régime, les grands esprits pourront se livrer impunément à leurs travaux de cabinet.

Diathèse chloro-anémique. — Cette diathèse est caractérisée par l'essoufflement, les pâles couleurs, dues à la prédominance des globules blancs ou plutôt à leur non-transformation en globules rouges. Nous devons rappeler ici l'état de la physiologie sur cette genèse.

Origine des globules blancs. — Ces globules, par leurs caractères anatomiques, sont en tout semblables aux cellules embryonnaires. Ils ont une forme arrondie, et se composent d'une membrane enveloppante et d'un contenu liquide, au sein duquel on découvre un noyau arrondi, renfermant lui-même un nucléole. Ces globules constituent des organismes indépendants : comme tels, ils exécutent au sein du liquide qui les contient, certains mouvements et peuvent, sous certaines influences, modifier leur forme arrondie.

On trouve les globules blancs dans la lymphe, le chyle et le sang. Dans le chyle, ils en constituent presque exclusivement les éléments ; dans la lymphe, ils sont mêlés à quelques globules rouges. Ils existent en beaucoup moins grande quantité dans le sang, où prédominent les globules rouges. Dans ce dernier liquide, on trouve pour 350 globules rouges 1 globule blanc.

Les globules blancs dérivent, dans la première période de la vie fœtale, des sphères intestinales de l'œuf ; plus tard, il s'en forme d'autres dans les rameaux d'origine des vaisseaux chylifères et lymphatiques : probablement aux dépens des granulations élémentaires qu'on y rencontre. Il s'en forme encore dans certains organes parenchymateux, tels que les ganglions lymphatiques, les capsules surrénales, le corps thyroïde. Cette dernière opinion se base sur ce fait : que dans le sang qui sort d'un organe parenchymateux, on trouve des corpuscules blancs en quantité beaucoup plus considérable que celui qui y entre. Les observations à ce sujet ont été faites particulièrement sur le foie. Le phénomène présente ici la plus grande intensité pendant la digestion.

En se fondant sur l'anatomie de structure, on a supposé que d'autres organes parenchymateux devaient jouer le même rôle à l'égard des globules blancs. La rate fait cependant exception à cette règle.

D'après des observations microscopiques faites sur des lapins et des grenouilles, il semblerait que des corpuscules blancs se forment également dans la moelle des os, d'où ils passeraient dans le système capillaire de la membrane médullaire.

Voilà les opinions le plus généralement admises sur l'origine des globules blancs du sang. Quant à leur rôle physiologique, ils sont destinés à se transformer en globules rouges.

Globules rouges. — Nous avons dit qu'on rencontre ces globules en faible quantité dans la lymphe, par contre, en quantité considérable dans le sang, et plus abondamment dans le sang artériel que dans le sang veineux. Ils forment des disques aplatis, avec une dépression au centre. Ce sont également des cellules avec une membrane d'enveloppe et un contenu brunâtre. Ils n'ont ni noyaux ni nucléoles. L'opinion générale est qu'ils dérivent des globules blancs du sang et que cette transformation s'opère surtout dans certains organes parenchymateux où se forment en même temps les globules blancs. (Voir plus haut.)

Cette opinion est surtout fondée sur les observations microscopiques de Kœliker : en examinant certaines parties d'une grenouille, Kœliker dit avoir vu des globules blancs se transformer en globules rouges dans l'intérieur des ganglions lymphatiques. Chez les batraciens, ces ganglions forment plutôt des plexus où l'on voit manifestement la lymphe passer dans les vaisseaux sanguins. La transparence des tissus permet ainsi de suivre à l'œil armé du microscope la métamorphose des globules blancs en globules rouges. Kœliker dit avoir vu aussi les globules blancs perdre leur noyau par absorption, s'aplatir au centre et devenir en tout semblables aux globules rouges.

D'après le fait cité plus haut, de l'origine des globules blancs dans la moelle rouge des os, une transformation analogue y aurait lieu. Ici les globules blancs, après avoir pénétré dans l'intérieur des capillaires (toujours d'après Kœliker) subiraient d'abord un changement de coloration : d'incolores qu'ils étaient ils acquerraient une coloration foncée, puis leur noyau se désagrégerait, et ils subiraient un aplatissement par le retrait de leur partie centrale, pour constituer ainsi des globules rouges parfaits.

Rôle physiologique des globules rouges du sang. — Il est bien établi aujourd'hui que ces globules jouent un rôle important dans l'acte de la respiration, en fixant en grande partie l'oxygène de l'air inspiré et en le transportant à travers les différents tissus, pour servir aux actes chimiques de la calorification et de la nutrition.

Il faut citer encore une opinion assez récente sur l'intervention des globules rouges dans la formation de la matière colorante de la bile. Leur rôle serait assez compliqué : il se rapporterait à la propriété de la rate de détruire les globules rouges dans certaines circonstances. Ainsi, si le sang est pauvre en globules rouges, la rate ne lui en enlève pas sensiblement; si, au contraire, ces globules y sont en excès, la rate en retient une bonne part, mais pour les utiliser autrement : les globules s'y détruisent, cèdent leur matière colorante à l'albumine du sang, qui transporte cette matière au foie par la veine porte, où elle serait transformée en cholépyrhine, bilifuline, etc. Cette opinion n'a encore, surtout pour la dernière partie, que la valeur d'une hypothèse qui peut donner lieu à des expériences; elle méritait d'être donc citée ici.

Quant aux autres fonctions des globules rouges : comme celle de pénétrer à l'intérieur des organes et d'en devenir partie constituante; à cette autre, de former à leur intérieur de l'urée et les matières extractives du sang, elles ne sont pas généralement admises et ont besoin d'un examen ultérieur.

Éléments anatomiques du sang à l'état pathologique. — Ainsi que nous venons de le dire, à l'état physiologique le nombre des globules blancs du sang est à celui des globules rouges dans le rapport de 1 à 350. Par l'effet de certaines maladies, ce rapport peut changer et le nombre des globules blancs devenir alors supérieur à celui des globules rouges, celui-ci ayant subi une notable diminution. Ce fait s'observe dans la leucocythémie.

L'accumulation des globules blancs dans le sang coïncide avec une hypertrophie des ganglions lymphatiques, ce qui tend à renforcer l'opinion que ces globules se forment dans ces organes.

L'étude de certaines affections a encore permis de constater, qu'en dehors de leurs fonctions physiologiques, les globules blancs du sang en peuvent accomplir d'autres dans l'état pathologique. Ainsi, dans la thrombose veineuse et artérielle, les globules blancs concourent pour une large part à l'organisation du thrombus en tissu connectif; dans la suppuration, ce sont ces globules qui constituent, en majeure partie, les éléments globulaires du pus. Cette dernière opinion se fonde sur l'observation directe. Un des élèves de Virchow, le docteur Konheim, en examinant au microscope la membrane mésentérique d'une grenouille, vit se former à son intérieur un foyer purulent par suite de l'accumulation des globules blancs du sang, qui sortaient directement des vaisseaux.

D'après cet exposé de l'état actuel de la science sur les globules blancs et les globules rouges du sang, sur leurs rôles physiologique et pathologique, le médecin peut se faire une idée exacte de la diathèse chloro-anémique et des maladies auxquelles elle prédispose.

Dans le sang du chlorotique, il y a manifestement insuffisance de globules rouges, coïncidant avec une dépression du calorique animal et probablement aussi d'électricité. Physiquement comme vitalement, le corps vivant est un appareil électrique : il faut que la pile ne soit chargée ni trop ni trop peu.

Le chloro-anémique se trouve dans ce dernier cas; aussi l'insuffisance vitale se manifeste-t-elle dans toutes ses fonctions : le pouls est faible et accéléré, il a des essoufflements et des palpitations du cœur à la moindre fatigue, l'appétit est nul ou désordonné, la digestion lente, plus ou moins pénible ; le sang est décoloré et manque de plasticité, l'impressionnabilité morbide très-grande, et les maladies nerveuses et inflammatoires très-promptes à naitre. Si nos jeunes femmes payent un tribut si désolant à la fièvre puerpérale, c'est-à-dire à la métro-péritonite, c'est qu'un grand nombre d'entre elles sont chloro-anémiques.

On comprend maintenant que le traitement de la chloro-anémie doit être tout autant diététique que thérapeutique. Gardons-nous de bourrer les malades de médicaments grossiers comme on le fait en allopathie; ne les soumettons pas de prime abord à un régime excessif; ménageons-leur, par gradations insensibles, l'air, la lumière, la nourriture; faisons comme le bon jardinier, qui, lorsqu'une plante est maladive, étiolée, ne l'expose pas brusquement au soleil, mais l'y accoutume insensiblement, et qui ne lui donne pas de prime abord un engrais échauffant, mais une terre meuble et légère; qui enfin, par un bon assolement, habilement ménagé lui fournit les matériaux nécessaires à la réparation organique.

De même, il y a certains éléments qui manquent dans le sang des chloro-anémiques : le fer, par exemple. Il ne faut pas perdre de vue que le fer est ici nécessaire pour rétablir l'hémaglobine ou la matière colorante des globules rouges. Il suffit de quelques milligrammes d'arséniate de fer pour que les couleurs reviennent. On donnera donc cette préparation comme étant la plus active et ayant une action directe sur la coloration et la plasticité du sang.

Quatre à six granules par jour.

Mais les reconstituants du sang ne suffisent point; il faut avant tout les incitants vitaux; à cet égard l'acide phosphorique et l'arséniate de strychnine sont nécessaires :

De chaque un granule (ensemble), trois fois par jour.

Les convulsions chloro-anémiques seront combattues par le cyanure de zinc :

Trois à quatre granules par jour, selon l'âge.

Tout récemment on a préconisé le phosphure de zinc. Enfin, dans la chloro-anémie, il faut veiller aux congestions, à cause du facile passage des globules blancs dans le tissu connectif et les désordres organiques qui en peuvent être la conséquence. Ceci nous conduit à parler de la diathèse tuberculeuse ou phthisiose.

Diathèse tuberculeuse ou phthisiose. — La tuberculose se transmettant par hérédité et étant presque constamment précédée de chloro-anémie, il est naturel d'en rechercher la source dans le sang. Voici comment Hufeland caractérise la période prodromique de la phthisie : « Les signes généraux de cette période sont un essoufflement au moindre mouvement, perte d'haleine en montant un escalier, impossibilité de retenir pendant quelque temps sa respiration, de faire des inspirations profondes, de courir, de parler longtemps ou d'imposer un exercice quelconque aux poumons sans éprouver le besoin de tousser; chaleur aux mains, injection des pommettes des joues, surtout après le repas, vitesse du pouls, qui augmente à la moindre excitation, rougeur inaccoutumée de la langue et des lèvres, prédisposition aux maladies, surtout à celles des poumons. »

Dans ces symptômes, on reconnaît la chloro-anémie : c'est qu'en effet dans la prédisposition aux tubercules ou phthisiose, il y a leucocythémie ou prédominance des globules blancs du sang sur les globules rouges.

Nous venons d'exposer la théorie de Konheim qui fait dériver les produits pathologiques des globules blancs ou leucocythes ; il est probable qu'il en est de même des tubercules qui, à l'origine, sont des cellules. Les mêmes moyens que dans la chloro-anémie doivent donc être employés dans la phthisiose ou phthisie débutante, c'est-à-dire entretenir la virtualité du sang par un régime salin et les arséniates. Les eaux minérales salines et arséniatées, telles que celles de la Bourboule (Auvergne), sont très-efficaces dans ces cas. Le Répertoire de 1876 en a fourni un exemple.

Dans la phthisie confirmée, on combattra la fièvre d'accès par l'arséniate et l'hydro-ferro-cyanate de quinine :

De chaque cinq à six granules par jour.

et la fièvre de consomption par l'arséniate de caféine.

Huit à dix granules par jour.

On sera sobre de narcotiques, parce qu'ils empêchent l'expectoration On donnera avec succès l'iodoforme et la codéine :

De chaque un granule (ensemble) contre les accès de toux.

Enfin on soutiendra les forces digestives par la quassine :

Quatre granules par jour, une demi-heure avant le repas.

Certes, il ne faut pas être optimiste, mais il ne faut pas aussi être pessimiste au point de désespérer de toute guérison. On en a vu, au contraire, de spontanées, preuve qu'il peut y en avoir avec des soins bien entendus. Disons cependant que c'est la prophylaxie qui doit être surtout instituée : aussi voudrions-nous que les enfants nés de parents phthisiques ou lymphatiques fussent soumis de bonne heure au régime du lait arséniaté. On pourrait avoir un lait arséniaté naturel en faisant prendre à la nourrice ou à la mère des granules d'arséniate d'antimoine (une dizaine par jour). Avec cette précaution on pourrait laisser une mère phthisique nourrir son enfant, bien entendu en ayant égard à ses forces physiques. Mais on peut dire que généralement les femmes qui nourrissent jouissent d'un surcroît de vitalité qui fait que toutes les fonctions sont plus actives.

Diathèse scrofuleuse. — Scrofulose. — La diathèse scrofuleuse ou scrofulose, est due à une acescence des humeurs due aux acides butyrique et lactique. De là, le gonflement des tissus blancs, les engorgements glandulaires, le ramollissement des os et des cartilages, les abcès froids. Il faut donc fortifier ces constitutions par un régime salin et le séjour au bord de la mer. On donnera le sirop antiscrofuleux iodé, en y ajoutant comme incitant vital, l'arséniate de strychnine :

Trois à quatre granules par jour, chaque fois un granule avec une cuillerée de sirop iodé.

Diathèse goitreuse. — Cette diathèse est caractérisée par un développement anormal du corps thyroïde ; on l'observe dans les vallées profondes, comme au pied des Alpes, des Cordillères, des Andes ; elle semble due à l'absence d'iode dans l'eau. Ce qui est certain, c'est qu'en soumettant les goîtreux à un régime iodé, le corps thyroïde revient rapidement à son volume normal. La préparation qui convient le mieux dans ces cas, c'est l'iodure d'arsenic :

Quatre à six granules par jour.

On fera, en même temps, un badigeonnage de teinture d'iode.

Le crétinisme est une scrofulose entée sur la diathèse goîtreuse; c'est le dernier degré de la dégradation humaine, une race destinée à s'éteindre.

Diathèse urique ou goutteuse. — Cette diathèse est due à un état constitutionnel, le plus souvent héréditaire, et qui est caractérisé par un excès d'urée dans le sang. L'acide urique attaque les tissus blancs, les tuméfie et produit le gonflement des extrémités articulaires. La goutte procède par intervalles ou accès, dont on diminuera l'intensité par les alcalins, principalement le carbonate et le benzoate de soude :

Dix à douze granules par jour, quand les urines sont chargées d'un sédiment rouge,

et par l'usage journalier des sels de Sedlitz.

La goutte atone (c'est-à-dire quand elle ne se developpe point au dehors) sera combattue par les arséniates de fer et de soude :

De chaque cinq à six granules par jour,

Les accès de goutte seront mitigés par la digitaline et la colchicine :

Un granule de chaque (ensemble) d'heure en heure, jusqu'à ce que la fièvre tombe.

Si la fièvre procède par redoublements nocturnes, on donnera l'hydro-ferro-cyanate de quinine :

Un granule toutes les deux heures, jusqu'à la cessation de la fièvre.

Diathèse rhumatismale. — Cette diathèse est due à la rétention dans le sang des principes de la transpiration cutanée ou acide sudorique; de là, l'acescence qui la caractérise, le gonflement des parties fibreuses : tendons, névrilèmes, et les douleurs névralgiques qui les accompagnent. Le traitement quant à la cause, ou la *dominante*, consiste ici, comme dans la diathèse goutteuse, dans l'emploi des alcalins ; — et quant à la *variante*, dans les défervescents (aconitine, vératrine) et les antipériodiques (hydro-ferro-cyanate, arséniate de quinine).

La fièvre doit être combattue avec énergie, à cause du déplacement du principe rhumatismal sur les organes nobles. Il faudra donc pratiquer des badigeonnages de teinture d'iode sur tous les points menacés.

Diathèse glycosurique. — Cette diathèse est caractérisée par un excès de sucre dans le sang et souvent son acidification, comme le prouvent les sécrétions. Le sucre se fabrique dans le foie et, quand il n'est pas intégralement brûlé, s'élimine par les reins; cependant tous les diabétiques n'ont pas du sucre dans les urines. Cette substance, non brûlée, étant alors retenue dans les tissus, y occasionne des douleurs vagues dont se plaignent les diabétiques, et qu'on met sur le compte d'un rhumatisme, bien qu'entre ces deux affections il y ait différence d'origine du tout au tout, puisque l'une est de nature hydrocarbonée; l'autre, de nature azotée. Le diabète sucré finit par produire le marasme et des désordres dans les divers organes. Il faut combattre cette diathèse par un régime salin et les arséniates de strychnine et de fer, afin de rétablir le sang dans ses conditions de virtualité :

De chaque trois granules (ensemble) par jour.

On insistera sur l'usage journalier du sel de Sedlitz. Le diabète se rattache souvent à un état d'irritation de la moelle épinière et des pédoncules cérébraux, comme on l'observe à la suite d'excès vénérien. On insistera dans ces cas sur l'emploi du camphre bromé avec l'hyosciamine et la cicutine.

Un granule de chaque (ensemble), matin et soir.

Les diabétiques sont très-sujets à la fièvre erratique, qu'on combattra chaque fois par l'arséniate et l'hydro-ferro-cyanate de quinine.

De chaque un granule (ensemble), de demi-heure en demi-heure, pendant toute la durée de l'accès.

Diathèse albuminurique. — Cette diathèse est caractérisée par l'albumine dans les urines, et constitue une grande cause de débilitation ; aussi la voit-on souvent survenir dans ces cas des convulsions éclamptiformes, comme à la suite des couches. Le sang, privé de ses éléments protéiniques, tourne en eau ; de là, aussi, hydropisie. Il faut donc s'attacher à rendre au sang sa densité, ce qu'on obtiendra par un régime salin, et parer à l'anémie par les arséniates (arséniate de strychnine et de fer).

De chaque 3 à 4 granules par jour (ensemble).

On insistera sur un régime analeptique ou fortifiant.

La fièvre erratique qu'on observe vers le soir, sera combattue par l'arséniate et l'hydro-ferro-cyanate de quinine :

De chaque 1 granule (ensemble), de demi-heure en demi-heure, jusqu'à cessation de la fièvre.

Diathèse chylurique. — Cette diathèse est caractérisée par des urines blanches ou laiteuses, comme du chyle. Le microscope permet, en effet, d'y constater un certain nombre de globules blancs et de globules rouges, et une quantité innombrable de granulations moléculaires agitées du mouvement Brownien. — Par ci par là, quelques globules de graisse. — On voit que ce sont les éléments du chyle, et on ne peut expliquer leur présence dans les urines que par *error loci*, c'est-à-dire le transport de ces globules à travers le torrent circulatoire jusqu'aux reins.

La chylurie est une maladie propre aux pays chauds et par conséquent se rattachant à une torpeur du foie. Les moyens curatifs sont donc tout indiqués : On fera prendre aux malades, tous les matins, une ou deux cuillerées à café de sel de Sedlitz, et, aux repas, trois granules quassine. L'alimentation doit être substantielle et raffraîchissante.

Diathèse cholurique. — Cette diathèse est due à la présence dans l'urine de la matière colorante de la bile ou bilifulvine. Il ne faut pas confondre cette dernière avec le principe colorant propre de l'urine, qui diffère d'après l'état du sang et des nerfs. Dans la cholurie, les urines sont constamment acides, à cause de l'excès des acides biliaires, indépendamment de l'acide urique. La cholurie donne lieu à un malaise général et des souffrances dans les divers organes, qu'on serait tenté de rapporter à un rhumatisme. Il est vrai que le traitement est à peu près le même, puisqu'il consiste dans l'emploi des alcalins et des arséniates. On insistera surtout sur l'arséniate de strychnine et la digitaline :

De chaque 3 ou 4 granules par jour (ensemble).

On donnera en même temps la quassine, afin de réveiller le foie de sa torpeur :

Quassine,
deux granules aux repas.

Tous les matins, sel de Sedlitz comme rafraîchissant du sang.

Diathèse blennurique. — Cette diathèse consiste dans des urines habituellement chargées de mucosités qui agissent comme ferment, décomposent l'urine et donnent lieu à du carbonate d'ammoniaque, lequel a pour effet non-seulement d'irriter la vessie, mais de précipiter les phosphates terreux, et de favoriser ainsi les dépôts de phosphates ammoniaco-magnésiens.

On parera à cet état par des lavages journaliers au sel de Sedlitz et l'emploi du benzoate de soude.

Diathèse alcalinurique. — L'alcalinité des urines

peut dépendre de bases fixes ou volatiles. Les bases fixes sont la soude, la chaux, la magnésie ; la base volatile, l'ammoniaque. Les bases fixes proviennent la plupart du temps d'aliments contenant beaucoup de sels alcalins, ou d'eaux chargées de matières calcaires. Les eaux alcalines, telles que de Vichy, Vals, Contrexeville, Carlsbad, Marienbad, peuvent également produire ce résultat. L'ammoniaque provient du sang et démontre un régime trop échauffant et la non-conversion de l'azote en urée ; il y a donc danger constant de typhus. L'usage journalier du sel de Sedlitz parera à ce danger, sans ajouter aux bases fixes, car la faible quantité de magnésie qu'il laisse déposer prévient les coliques, en neutralisant les acides de l'intestin. Aussi ce sel convient-il aux personnes dyspeptiques.

Le Sedlitz Chanteaud peut remplacer avec avantage les eaux minérales salines naturelles.

Diathèse acidurique. — L'état acide de l'urine, ainsi que Liebig l'a fait voir, provient du phosphate acide de soude, bien plutôt que de l'acide urique, qui s'y trouve à l'état d'urate neutre, et dont les sels, pas plus que l'acide urique lui-même, ne sont solubles à froid.

L'acidité des urines peut également être due à des acides organiques fixes et, plus rarement, à des acides gras volatiles.

L'urine à réaction fortement acide est généralement très-pigmentée, et d'une couleur brune ou jaune rougeâtre. Par refroidissement, elle précipite des urates en abondance ; son poids spécifique est ordinairement fort grand.

L'abus des acides minéraux, et certaines dyscrasies,

telle que le rhumatisme goutteux, sont les causes les plus fréquentes des urines acides. Les acides organiques, en se transformant en carbonates alcalins, rendent l'urine plutôt alcaline qu'acide.

L'acidurie prédispose aux calculs uriques et uratés, et provoque les catarrhes vésicaux : on comprend, dès lors, combien l'usage habituel du sel de Sedlitz est important pour prévenir les graves maladies qui s'attaquent aux constitutions les plus fortes. Avec le Sedlitz Chanteaud, ces maladies disparaîtront.

Nous devons dire ici un mot de l'oxalurie ou de la présence dans les urines de l'acide oxalique et de la formation de calculs mûraux ou d'oxalate de chaux. Cette diathèse est le produit d'une alimentation féculente et sucrée. Le sucre n'étant qu'incomplétement brûlé, se convertit en acide oxalique. Nous avons démontré ce fait en nourrissant des jeunes chiens de matières féculentes et de sucre. Pour empêcher cette diathèse, il faut donc un régime azoté et salin. Nous devons également dire un mot de la nécessité du sel commun ou chlorure de sodium dans le régime alimentaire. Un chimiste, M. Bergé, a fait voir que sans le sel dans le plasma du sang, la fibrine, l'albumine, la musculine, l'ostéine, c'est-à-dire tous les sucs nutritifs du sang et de nos tissus, se soldifieraient et les globules sanguins se dissoudraient. Ces globules se décomposent dans une solution d'albumine pure, comme dans de l'eau distillée, tandis que l'eau albumineuse contenant un centième seulement de sel de cuisine, conserve parfaitement ces globules, sans qu'ils s'altèrent. Quand on supprime à l'homme, dans sa nourriture, le chlorure de sodium, il devient pâle, chlorotique, œdémateux; l'appétit disparaît, la sécrétion de la salive et du suc gastrique diminue. Le sang salé absorbe plus d'oxygène, stimule l'acte chimico-physique de la nutrition des tissus, et provoque l'expulsion par les reins, les poumons et la peau, des principes azotés de la nutrition régressive. On voit par là combien le régime salin a d'importance pour la conservation de la santé.

Diathèse hémaglobinurique. — Cette diathèse est caractérisée par la présence de la matière colorante du sang dans les urines; et indique une décomposition des globules rouges. On l'a observée à la suite d'empoisonnements par l'oxyde de carbone et l'hydrogène arsénié, le sulfate de cuivre, le chloral.

L'hémaglobinurie spontanée s'observe également, mais plus rarement; le Répertoire de 1873 en a relaté un cas remarquable. Le jeune homme qui en a été l'objet, a été guéri grâce au diagnostic qu'on en a pu faire à temps et à un traitement approprié.

L'hémaglobinurie se distingue de l'hématurie par un caractère négatif; l'absence de globules et de fibrine dans les urines; on doit ajouter l'absence d'albumine, car on n'obtient ici de coagulum que par les réactifs chimiques qui dédoublent immédiatement l'hémaglobine : l'acide acétique, par exemple. L'acétate de plomb, qui ne décompose pas l'hémaglobine, ne trouble même pas les liquides qui la renferment en solution. (Spring.)

La présence de l'hémaglobine dans l'urine se décèle par une matière ténue, semblable au marc de café, insoluble dans l'éther. Quand la quantité d'hémaglobine évacuée par les urines est peu considérable, il ne peut en résulter de graves inconvénients pour la santé; mais il n'en est pas de même quand cette quantité va jusqu'à représenter plusieurs onces de sang, ainsi que Vogel en a cité des exemples.

On remédiera à la diathèse hémaglobinurique par les arséniates de strychnine, de fer :

De chaque 3 à 6 granules par jour,

par un régime salin, une forte alimentation et beaucoup d'exercice actif.

Dans l'hémaglobinurie toxique provenant, par exemple, du séjour dans un endroit renfermé où il s'est dégagé de l'oxyde de carbone ou de l'hydrogène arsénié, il faudrait recourir à la transfusion, afin de restituer au sang des globules sanguins vivifiés.

Les injections de chloral pour produire l'anesthésie ont été suivies de mort par asphyxie, aussi est-il prudent de s'en abstenir, maintenant que l'on a le bi-chlorure de métylène qui ne manque jamais son effet.

Diathèse urémique. — Les reins étant chargés d'éliminer l'urée du sang sous forme d'acide urique et d'urates, nous devons examiner les troubles pouvant résulter d'une élimination insuffisante. Ces troubles, on comprend qu'ils se rapportent à une intoxication; de là le nom de Toxiémie rénale proposé par Ruth.

L'urée par elle-même n'est point un poison, puisqu'on a pu l'introduire en des quantités relativement énormes dans le sang d'animaux sans occasionner la mort ni empoisonnement. Ces troubles, d'après le professeur Freirichs, seraient dus au carbonate d'ammoniaque formé aux dépens de l'urée accumulée dans le sang; on a opposé à cette théorie l'absence d'un ferment; mais n'y a-t-il pas les matières albuminoïdes du sang qui peuvent agir comme ferment? Ce qui est certain, c'est que les animaux sur lesquels on a extirpé les reins, périssent au milieu des symptômes d'une décomposition putride, ainsi que M. Cl. Bernard l'a fait voir.

Le typhus, qui est caractérisé par la rareté des urines, n'est, à proprement parler, qu'une urémie. On objectera que l'opération peut avoir donné lieu à une septicémie ; mais les mêmes symptômes typhoïdes se produisent quand on bouche les pores cutanés d'un animal (d'un cheval, par exemple) au moyen d'un enduit imperméable. Or, la peau supplée les reins dans l'élimination de l'urée sous forme d'acide sudorique.

Dans le choléra asiatique, où la suppression de l'urine est complète, on voit survenir pendant la période de réaction un état typhoïde, qui ne saurait s'expliquer que par la rétention de l'urée dans le sang.

L'urine, dans les conditions normales, élimine toute une série de produits inassimilables, véritables déchets organiques, qui sous l'influence de l'oxydation ou de toute autre action chimique tendent à se métamorphoser en urée : une partie de ces substances subit cette transformation dans les tissus, dans le sang et peut-être aussi dans les reins ; une autre est éliminée par l'urine sans changement ultérieur. Que l'anurie vienne à se déclarer, tous ces produits ne tardent pas à s'accumuler ou à se décomposer dans le sang et dans le parenchyme, et leur action sur la pulpe nerveuse se traduit par des phénomènes urémiques. (Spring.) Ces formes morbides sont nombreuses, nous ne pouvons donc que les indiquer ici sommairement.

Accidents urémiques. — Ce sont généralement des troubles nerveux qui offrent, tantôt le caractère de la dépression, tantôt celui de l'excitation. Comme le remarque Rosenstein, l'influence dépressive affecte de préférence le cerveau et les organes des sens, au point de constituer une anémie aiguë de l'encéphale : c'est-à-dire que dans l'urémie il y a constamment appauvrissement du sang ou hydrémie. Les nécropsies font voir que dans l'urémie il y a œdème ou tout au moins anémie du cerveau, comme le docteur Monod l'a constaté sur des enfants morts urémiques.

Les accidents qui caractérisent l'urémie sont les suivants : apathie intellectuelle, somnolence, coma. Le coma urémique peut être en tous points semblable au coma apoplectique, mais il arrive communément qu'il n'est pas aussi profond, ni aussi permanent ; le malade retrouve de temps à autre, la sensibilité et la conscience ; le coma est remplacé alors par l'hébétude. C'est après quelques-unes de ces rémissions que le coma devient persistant. (Spring.)

Nous voyons ici se vérifier ce que nous avons dit, plus haut, de la fièvre apoplectiforme et de son traitement, c'est-à-dire qu'il faut se garder des émissions sanguines, mais recourir de prime abord à l'hydro-ferrocyanate de quinine, contre les accès.

La réaction fébrile qui accompagne les accès urémiques présente quelquefois une élévation assez grande de la température animale (40° c.). Dans ce cas, on aura recours à la vératrine :

Un granule, de demi-heure en demi-heure,

mais pour revenir aussitôt à l'hydro-ferro-cyanate de quinine dès que le calorique aura été déprimé (37° c.).

Voilà pour l'urémie aiguë ; quant à l'urémie chronique, les formes en sont très-diverses : ainsi du côté des organes des sens on observe l'amblyopie pouvant aller jusqu'à la suppression de la vue et due à l'œdème sous-rétinien, que l'ophthalmoscope permettra de distinguer de l'hémorrhagie rétinienne. Dans ce cas, on donnera :

Acide phosphorique,
Sulfate de strychnine,
Hydro ferro-cyanate de quinine,
de chaque un granule (ensemble), toutes les heures.

Une particularité sur laquelle le médecin devra porter son attention, c'est si les pupilles conservent ou non leur contractilité ; il distinguera ainsi l'amaurose symptomatique de l'amaurose organique ; c'est-à-dire qu'il s'abstiendra de traitements superflus ou nuisibles. Les éblouissements n'ont lieu qu'exceptionnellement dans l'urémie.

Du côté de l'ouïe, il y a des bourdonnements et tintements, dépendant d'une sécheresse des membranes de l'oreille interne. La surdité dans ce cas provient d'un œdème des utricules auditifs ; il peut en résulter des vertiges et des troubles de la coordination des mouvements (voir *Otite*), des douleurs céphaliques à forme généralement hémicrânienne. Les mêmes moyens sont indiqués ici que dans l'amblyopie.

Du côté des organes du mouvement, il y a des convulsions — le plus souvent cloniques — dues également à l'anémie ou hydrémie cérébrale. Ces convulsions affectent la forme de l'épilepsie, et sont précédées de l'*aura* épileptique. On comprend combien le traitement doit varier ici selon qu'il y a ramollissement ou induration du tissu de la moelle épinière. Donner le bromure de potassium dans tous les cas, ce serait le fameux : « Prenez mon ours, » de feu M. Scribe (dans *L'Ours et le Pacha*).

Dans l'épilepsie hydrémique on donnera donc :

Arséniate de fer,
Arséniate de strychnine,
Digitaline (ensemble),
de chaque trois granules par jour.

Le bromure de potassium n'est indiqué que dans les spasmes aigus.

Dans l'urémie, il existe quelquefois des douleurs intolérables dans les membres et les articulations, qu'on calmera par la morphine et l'hyosciamine :

De chaque un granule (ensemble), de demi-heure en demi-heure, jusqu'à sédation.

On insistera sur le sel de Sedlitz en vue de prévenir les embarras gastriques, dus à un état bilieux.

Les gastralgies et entéralgies seront calmées par la strychnine et l'hyosciamine :

De chaque un granule (ensemble), de demi-heure en demi-heure, jusqu'à sédation.

S'il y a des troubles de la respiration : dyspnée, angine de poitrine, etc., comme ces troubles peuvent se terminer promptement par l'œdème pulmonaire, on les combattra sans retard par :

Arséniate de fer,
Arséniate de strychnine,
Hyosciamine,

de chaque un granule, de demi-heure en demi-heure (ensemble), jusqu'à sédation.

On voit également survenir des épistaxis passifs chez les individus adonnés aux' alcooliques ; on combattra ces hémorrhagies par :

Hydro-ferro-cyanate de quinine,
Arséniate de fer,

de chaque un granule (ensemble), de quart d'heure en quart d'heure, jusqu'à cessation de l'épistaxis.

Diathèse hydrurique. — Dans l'état de santé, le rapport moyen entre les principes fixes et l'eau de l'urine est de 36 0/1000 ; quand cette proportion dépasse 2000, on peut dire qu'il y a hydrurie ; ne confondons pas cependant l'hydrurie avec une augmentation momentanée de la masse du liquide par suite d'abondantes libations ; les urines ne sont pas appauvries dans ce cas, ou plutôt il y a substitution à elles de l'eau de la boisson. Dans l'hydrurie véritable, — celle qui a lieu abstraction faite des liquides ingérés, — il y a perte de densité, c'est-à-dire d'éléments propres. Cet état s'observe souvent dans les hystéries épileptiformes et se rattache à l'urémie, les principes extractifs des urines étant restés dans le sang. On comprend que les mêmes moyens sont indiqués que dans l'urémie.

Nous ferons ici une remarque relative aux boissons fermentées ou distillées, dont la consommation va chaque jour augmentant par suite d'un déplorable abus que la force d'opinion n'a pas su réprimer.

On connait le dicton populaire : « Le sang des ivrognes tourne en eau »; c'est qu'en effet l'alcool détruit les globules rouges et que l'éther (*le spiritus*) s'infiltrant dans les tissus, le sang passe à l'état aqueux. Nous ajouterons que le manque de principes salins (les boissons distillées ou fermentées n'en renfermant point ou peu) et la pression intravasculaire augmentée, produisent l'albuminurie. (Voir cette dernière.)

L'abus des boissons fermentées amène donc l'hydrurie dyshémique. On sait, en effet, que les grands buveurs de bière sont bouffis, infiltrés. On pourrait invoquer les circonstances atténuantes en faveur des bières houblonnées, mais dans la plupart des bières soi-disant telles, le houblon est un mythe, indépendamment qu'on remplace l'orge germée par la glucose, et qu'on élimine le gluten, pour rendre la bière plus claire. Le houblon est remplacé par des amers qui n'ont pas ses qualités antifermentatives, aussi la bière tourne à l'aigre et donne des coliques, des crudités intestinales. Ajoutons encore qu'au lieu d'eau potable, on se sert souvent d'une eau séléniteuse. En place d'une boisson salutaire, tonique, nourrissante, on a un breuvage agréable à l'œil, mais débilitant. Inutile de dire pourquoi les alentours des cabarets sont inondés.

DIATHÈSES PAR CAUSES EXTERNES.

Diathèse saturnine. — Elle est due à la pénétration du plomb très-divisé, ou à l'état de sel (carbonate, etc.), dans les tissus — surtout la peau et la muqueuse, comme l'indiquent le teint plombé, les lisérés des gencives, des ongles — et à une anémie due à l'altération des globules rouges du sang. Cette diathèse se transmet par voie d'hérédité, sous forme de convulsions et d'idiotie.

L'intoxication saturnine donne lieu à des constipations opiniâtres, avec d'affreuses coliques, et à la paralysie de l'intestin. Il en est de même des douleurs et paralysie des membres, commençant par les extenseurs.

Les ouvriers plombiers et les peintres sont particulièrement exposés à l'intoxication saturnine. On l'observe également par suite des bières tirées à la pompe dans des tuyaux de plomb.

Pour détruire la diathèse saturnine, il faut éliminer le plomb des tissus ; pour cela, il n'y a pas de meilleur moyen que les bains de vapeurs sulfhydriques du docteur Brémond : le plomb vient se déposer à la surface du corps en une couche grisâtre (ou sulfure). La chaleur pouvant être portée à 40-42° c., toute la matière sébacée se fond et rend la peau plus perméable.

Contre la colique saturnine on donnera :

Hyosciamine,
Strychnine (sulfate),
de chaque un granule, avec une cuillerée à bouche d'huile de ricin fraîche, à répéter au bout d'une heure si l'effet n'est pas produit.

Voici comment on procède à l'hôpital civil de Gand : Après avoir tenu l'individu pendant quelques minutes (20 à 30) dans la caisse à vapeurs sulfureuses, on lui fait prendre un bain ordinaire, et à la suite une cuillerée d'huile de ricin, avec un granule hyosciamine et un granule sulfate de strychnine.

La strychnine a pour but de faire cesser la paralysie des colonnes charnues extensives du gros intestin, et l'hyosciamine, de dissiper le spasme des fibres circulaires.

Ce traitement est continué tant que les symptômes persistent.

Le malade doit avoir un régime tonique et prendre tous les matins une cuillerée à café sel de Sedlitz.

L'anémie doit être combattue par :

Arséniate de fer,
six granules par jour.

Diathèse mercurielle. — Elle est due à la présence dans le corps du mercure très-divisé, comme chez les ouvriers miroitiers, ou à l'état de sel, par suite de l'abus de traitement mercuriel. Le mercure produit les effets de la syphilis secondaire : aphthes, salivation, éruptions humides de la peau, gonflement des gencives, douleurs dans les membres, gonflement des os (gommes), perte des cheveux, etc. En outre, il se produit le tremblement mercuriel. Pour combattre cette diathèse, il faut soumettre les individus aux vapeurs iodées et en même temps combattre l'anémie par les toniques.

L'iode forme avec le mercure un composé soluble qui s'écoule avec les urines (protoiodure de mercure).

Diathèse cuivreuse. — Cette diathèse est due à des empoisonnements accidentels ou criminels, quoique ces derniers soient difficiles à cause des vomissements provoqués par le sulfate de cuivre. Autrefois on se servait beaucoup de préparations de cuivre dans le traitement des ulcères de mauvaise nature. La diathèse cuivreuse peut dépendre également de la falsification du pain.

Les intoxications par le cuivre donnent lieu à des irritations gastro-intestinales, avec vomissements, coliques, déjections alvines sanguinolentes, et à des convulsions. Ces accidents seront combattus par :

Hydro-ferro-cyanate de quinine,
Hyosciamine,

de chaque un granule (ensemble), de demi-heure en demi-heure, jusqu'à sédation.

Diathèse tuthique ou cadmique. — On l'observe chez les ouvriers employés à la réduction du minerai de zinc. Elle peut être également le résultat de l'application du caustique de zinc. Elle est caractérisée par un boursoufflement du corps et éruption pétéchiale, salivation, perte d'appétit et maux de cœur. On la combattra par un traitement iodé et les toniques.

Diathèse iodique. — L'iode détruit la plasticité du sang, prédispose aux hémorrhagies passives du nez, des poumons, des intestins, produit l'infiltration des tissus connectifs ; en un mot, pousse au lymphatisme. Pour corriger cette diathèse, il faut les reconstituants du sang.

Diathèse arsénicale. — Cette diathèse provient de l'abus de l'arsenic, surtout sous forme de liqueurs de Fowler et de Pearson, dont il est difficile de bien fixer les doses et qu'on abandonne imprudemment aux malades. Ajoutons l'engouement qu'on a eu pour ce médicament. Il n'est donc pas étonnant qu'on voie survenir des altérations du sang, comme dans tout empoisonnement métallique lent. La face se boursouffle, surtout les paupières, le teint devient anémique, il y a des essoufflements. Ces symptômes d'anémie seront combattus par les préparations ferrugineuses, surtout le sucre à l'oxyde soluble Chanteaud. (*Voir aux annonces.*)

Diathèse ferrugineuse. — L'abus des préparations ferrugineuses donne lieu à une dyspepsie caractérisée par des pesanteurs d'estomac, des éructations nidoreuses, de la constipation, des selles colorées en noir par le tannate ou le sulfure de fer. Pour corriger cet état, on fera usage journalièrement du sel de Sedlitz.

Diathèse palustre. — Elle est due à la pénétration dans l'organisme du miasme paludéen. Le corps contracte insensiblement un état tourbeux ; il se dessèche et prend un teint fossile. Le foie et la rate sont ordinairement altérés ; les digestions se font laborieusement et il survient des infiltrations ou hydropisies. On remédiera à cet état par les arséniates de soude et de strychnine :

De chaque 4 à 6 granules par jour (ensemble).

Diathèse dartreuse, herpétisme. — La diathèse dartreuse ou herpétique, est une modification de la scrofule, du rhumatisme, de la syphilis, de certains empoisonnements parasitaires, principalement des lichens; en un mot, c'est une altération ou vice du sang. Voilà pourquoi les anciens croyaient à la répercussion des dartres : c'est-à-dire que l'éruption disparaissant tout à coup de la peau ou des muqueuses, on voit survenir des symptômes de cardite, d'hépatite, de pneumonie, etc., auxquelles on donne le nom de dartreuses, parce qu'en effet elles sont puisées à la même source.

De ceci il faut conclure, non que les dartres doivent être respectées, mais qu'il faut les guérir par les moyens appropriés à leurs causes et à la constitution des malades. Pour la facilité du traitement, nous diviserons les dartres en sèches et humides. Parmi les dartres sèches, il faut ranger la dartre furfuracée, la dartre squammeuse (lèpre). Les dartres humides, beaucoup plus nombreuses, comprennent : la dartre phlycténoïde (herpès), la dartre érythémoïde, la dartre pustuleuse (acné), la dartre rongeante (lupus).

La diathèse herpétique sèche réclame l'usage des arséniates ; la diathèse humide, les iodés et l'huile de foie de morue; toutes, un régime fortifiant et rafraîchissant, par conséquent, l'emploi journalier des sels de Sedlitz.

Diathèse cancéreuse ou cancérose. — Cette diathèse puise sa source dans le sang ; de là, le teint jaune paille qui est propre aux personnes cancéreuses. Il y a cependant des cancers qu'on pourrait nommer *fleuris*, parce qu'ils s'attaquent aux personnes d'une constitution molle, et même aux enfants : tels sont, par exemple, les fongus médullaires.

Nous croyons pouvoir trouver la raison de ces différences dans le mode de développement des cancers : les uns dans les globules rouges, les autres dans les globules blancs du sang. Quoi qu'il en soit de cette manière de voir — qui nous est personnelle — pour prévenir le cancer et empêcher la récidive, il faut modifier la crâse sanguine; ce qu'on fera, tantôt par les arséniates, tantôt par les iodés.

Quand la constitution aura été ainsi suffisamment amendée, on pourra procéder à l'ablation des cancers. Jusque-là, il est dangereux d'y toucher, parce que étant extirpé sur un point, le cancer repullule sur un autre, souvent au détriment du malade. Ainsi un cancer du sein récidive souvent dans les organes internes : la rate, le foie, les reins.

Dans la cachexie cancéreuse, c'est-à-dire quand les ganglions lymphatiques sont pris, il est parfaitement inutile de toucher au cancer, puisqu'on a la certitude de sa récidive. On peut dans ce cas empêcher la pullulation des cellules cancéreuses, en pansant l'ulcère à l'eau ou l'huile phéniquée, qui a la propriété de tuer les microzymes.

Quant aux douleurs lancinantes, on les calmera par la cicutine.

La ciguë a été vantée comme un spécifique du cancer; on sait à quoi s'en tenir à cet égard. Mais la ciguë peut fondre la masse ambiante et parer ainsi aux accidents inflammatoires. Voici ce que dit à cet égard Trousseau : « En 1836, nous étions plus incrédules que nous le sommes aujourd'hui sur le compte de la ciguë; mais dans le courant de l'année 1840, nous avons, à l'hôpital Necker et dans notre pratique particulière, expérimenté ce médicament, et nous devons déclarer qu'il nous a paru l'agent le plus puissant dans le traitement des engorgements chroniques; nous avons vu par l'emploi continu de cataplasmes de ciguë sur le ventre, se guérir deux hydropisies ascites, dues, l'une à une péritonite chronique, l'autre à la présence de tumeurs nombreuses dans le ventre. La guérison fut complète après trois mois de traitement. Il n'est pas jusqu'à la phthisie pulmonaire que nous avons essayé de traiter par la ciguë; nous faisons recouvrir toute la poitrine avec une espèce de cuirasse enduite d'une couche épaisse d'emplâtre de ciguë; cette cuirasse est renouvelée tous les quatre à cinq jours. Ce moyen si simple, calme la toux et rend l'expectoration plus facile, en même temps qu'il tempère les douleurs de poitrine si communes chez les phthisiques. Sous l'influence de cette médication, ordinairement la fièvre se modère; en un mot, nous avons obtenu chez plusieurs poitrinaires dont la maladie marchait avec quelque lenteur, un amendement et une suspension des accidents que nous n'aurions pas eus par une autre médication connue. Est-ce donc à dire que nous prétendions guérir le cancer et la phthisie, ces maladies qui sont la honte de la thérapeutique et le désespoir des praticiens? A Dieu ne plaise qu'on nous suppose une pareille prétention! Mais nous croyons qu'à l'aide de la ciguë on peut, dans un certain nombre de cas, modérer le travail inflammatoire interne qui hâte la dégénérescence des cancers, leur ramollissement, et qui désorganise si rapidement les poumons de ceux qui n'avaient d'abord qu'un petit nombre de tubercules » (*Manuel médical*, 2e édition.)

Il est à regretter que ce grand clinicien ait été enlevé trop tôt à la science; il n'était pas de ceux qui s'opposent à tout progrès; et si la méthode dosimétrique se fût produite de son vivant, nous sommes persuadé qu'il lui eût prêté l'appui de son autorité. Du moins, il ne l'eût pas condamnée sans l'avoir expérimentée.

Pour nous résumer quant au traitement des cancers, nous dirons que l'opération sanglante ne doit être instituée qu'avec une grande réserve et qu'en tout cas elle doit être précédée et suivie d'un traitement interne par les arséniates ou les iodés, ainsi que par la cicutine, pour diminuer la susceptibilité morbide. Si l'engorgement est considérable, on donnera:

Arséniate de soude,
4 à 6 granules par jour
et : cicutine, deux granules matin et soir.

En cas d'anémie on fera choix de l'arséniate de fer.

4 à 6 grammes par jour.

Si la cause a été une dartre, on donnera :

Cicutine, 4 granules
Iodure d'arsenic,
6 à 8 granules par jour.

Si au contraire il s'agit d'une cause vénérienne, on s'adressera à l'iodure mercuriel.

Cicutine, 4 idem.
Proto-iodure de mercure,
4 granules par jour,

On voit pas là que le traitement interne doit varier d'après la cause morbide.

Inutile de chercher un spécifique contre le cancer, il n'y en a point, pas plus que contre une diathèse quelconque. Ce qu'il faut, c'est modifier le sang, tâcher de le ramener à ses conditions physiologiques. C'est pour cela qu'il faut soutenir les forces vitales en donnant l'arséniate de strychnine.

2 granules le soir, avec la cicutine.

Il n'y a pas de modificateurs qui s'allient mieux que la strychnine et la cicutine, puisque ce sont deux incitants vitaux.

Ce qu'on a dit de la violence de la cicutine, qu'on a été jusqu'à vouloir la comparer à l'acide prussique, est évidemment exagéré. Nous avons très-souvent pris des granules jusqu'à effet physiologique, c'est-à-dire jusqu'à solliciter artificiellement les fonctions vitales, et voici ce que nous avons remarqué :

Du côté des fonctions de relation, une tendance au repos et un sommeil, sans fatigue, un assoupissement tout autre que celui produit par la morphine — qui détermine un sentiment de pression ou serrement dans les tempes — un réveil calme sans mal de tête.

Du côté des fonctions végétatives, un ralentissement du pouls et une augmentation notable de la diurèse et de la diaphorèse. On comprend que la ciguë calme ainsi les douleurs du cancer et répare les forces du malade par le sommeil.

Traitement dosimétrique des névroses.

Les névroses sont des troubles de l'innervation dépendant, tantôt d'un état congestionnel, tantôt d'une anémie. De sorte que leur traitement varie d'après ces causes.

Hystérie. — En tête des névroses, il faut placer l'hystérie, puisqu'elle peut engager à la fois le système nerveux cérébro-spinal et grand sympathique.

L'hystérie congestive se rattache à un état de pléthore ou d'orgasme, surtout de la matrice et de ses dépendances (ovaires). Les femmes qui y sont sujettes, sont d'ordinaire des viragos. Souvent, c'est le désir vénérien qui n'est pas satisfait. Cette *passion hystérique* conduit, tantôt à des troubles purement nerveux, tels que le spasme laryngé — poussé jusqu'à un certain degré d'hydrophobie (1) — la nymphomanie, les convulsions comateuses; tantôt aux aberrations psychiques les plus bizarres avec suspension momentanée de l'action des sens extérieurs et une espèce de clair-

(1) On sait que la non-satisfaction des besoins génésiques chez les animaux, notamment chez le chien domestique, conduit à l'hydrophobie, ainsi que nous l'avons fait voir à l'article *Diathèse*.

voyance, comme on le remarque dans le magnétisme animal. Le Répertoire de 1876 en a relaté un cas remarquable. L'hystérie congestive exige un traitement calmant et rafraîchissant. On peut recourir dans ce cas, au camphre bromé :

Trois à quatre granules par jour

et tous les matins, le sel Sedlitz.

Contre le spasme utérin, on administrera l'hyosciamine, qu'on combinera avec le camphre bromé.

De chaque un granule, de demi-heure en demi-heure, jusqu'à cessation du spasme.

L'assa-fœtida, qu'on emploie dans ces circonstances, et dont on abuse souvent, a également pour but de détendre le spasme. Mais beaucoup de femmes y répugnent à cause de son odeur pénétrante et de sa saveur âcre et amère.

Dans l'hystérie congestive, on est quelquefois obligé de dégorger le col utérin par l'application de sangsues.

Dans l'hystérie anémique ou chloro-anémique, — la plus rebelle, et qui s'accompagne de convulsions épileptiformes, — il faut, indépendamment des ferrugineux, les antispasmodiques. On choisira ces médicaments dans la série des valérianates, tels que le valérianate de fer, contre l'anémie.

Cinq à six granules par jour.

Le valérianate de zinc, contre les convulsions.

Six à dix granules par jour.

Le valérianate de quinine, contre les accès périodiques.

Dix à douze granules, dans l'intervalle des accès.

On s'abstiendra, autant que possible, des éthers, parce qu'ils ne font qu'augmenter la susceptibilité névrosique en provoquant l'anémie. Si celle-ci est profonde, on recourra à l'arséniate de fer qui, de tous les ferrugineux, est celui qui augmente dans une plus grande proportion, le chiffre des globules rouges du sang.

Parmi les névroses hystériques suspensives, nous signalerons l'aphonie et la dysphagie, en dehors de toute cause inflammatoire ou organique. Il faut, dans ces cas, recourir à la strychnine, en la combinant avec l'hyosciamine.

Un granule de chaque toutes les heures, jusqu'à cessation du spasme.

Il en sera de même dans les pneumatoses, ces singuliers ballonnements qui peuvent donner lieu à des erreurs de diagnostic : telles sont la tympanite nerveuse, la physométrie hystérique, etc.

—

Asthme. — De toutes les névroses, la plus persistante, c'est l'asthme, parce qu'il se rattache souvent à des circonstances constitutionnelles ou organiques. Il faut distinguer l'asthme des affections striduleuses ou angineuses, dont nous nous sommes occupé plus haut, et qui sont tout à fait fortuites, tandis que l'asthme persiste souvent pendant toute la vie, ou du moins en partie, puisque des asthmatiques ne se débarrassent de leur infirmité que par l'âge.

L'asthme vrai se reconnaît à des signes propres. L'asthmatique est ou a été rachitique : il a la tête entre les épaules, le crâne volumineux, le dos voûté, la poitrine plate; sa respiration est sonore, par moment bruyante, sifflante, sans râles (hors des accès). Ceux-ci commencent graduellemment : la respiration est de plus en plus difficile, saccadée; la face, d'abord pâle, exprime une grande anxiété, puis s'injecte et bleuit; l'asthme est alors à son apogée, l'asphyxie carbonique se déclare; en effet, l'expiration contient jusqu'à onze volumes de carbone pour quatre-vingt-neuf volumes d'azote.

Que s'est-il passé? Évidemment, il y a eu spasme des petites bronches et partant dilatation des alvéoles pulmonaires; aussi la poitrine est-elle sonore à la percussion. Vers la base, il y a souvent du tympanisme, parce que dans l'estomac, il y a également des gaz accumulés. Le souffle vésiculaire est diminué, supprimé ou remplacé par un souffle tubo-vésiculaire, rude et précipité, quand, par moments, l'air vient à pénétrer dans les poumons. Il y a des râles ronflants et sibilants mobiles, c'est-à-dire changeant à chaque instant de place. Les râles sibilants sont plus aigus, plus intenses et plus longs à l'expiration qu'à l'inspiration. A la fin de l'accès, les râles deviennent humides, les bulles de plus en plus grosses.

L'accès débute tout d'un coup ou par degrés, et cesse de même subitement ou graduellement, avec toux et une expectoration épaisse. Il laisse une grande lassitude, de la brisure de tout le corps. La chaleur étant revenue, il se produit une abondante diurèse. Les urines sont chargées de mucus uratés. Rarement il y a un accès unique, ou s'il existe, c'est plutôt une sternalgie. (Voir *Névralgies.*) Il y a des périodes se composant de plusieurs accès successifs.

L'asthme cesse avec l'âge ; mais cette circonstance peut tarder et même ne pas venir du tout, parce que, entre-temps, ces individus sont enlevés par des maladies organiques du cœur ou des poumons.

Avant de parler du traitement, disons un mot du diagnostic différentiel, parce que c'est ce dernier qui doit décider la question.

Nous avons donné le cachet de l'asthmatique ; l'absence de tous signes physiques de maladies organiques du cœur et des poumons vient encore corroborer ce premier jugement. Nous ne parlerons pas de l'angine de poitrine si douloureuse, et donnant lieu à une fièvre tantôt continue, tantôt rémittente ou périodique. Dans l'asthme, il y a absence complète de douleur, et l'accès se termine par le retour de la chaleur; dans l'angine de poitrine, au contraire, la chaleur est souvent le commencement d'une inflammation cardio-pulmonaire. Dans l'asthme, la congestion est toujours passive.

Le traitement de l'asthme doit être celui des diverses conditions générales ou locales de la maladie. Quant à l'état général, il est évident qu'il y a dyscrasie héréditaire ou accidentelle. Cette dernière est plus facile à enlever que la première, puisque si on peut se soustraire aux climats, on ne le peut aux vices de naissance. Toujours est-il que beaucoup d'asthmatiques guérissent ou s'améliorent en changeant de climat; ceux qui habitent un pays marécageux doivent se rendre dans un pays sec. Ce qui est surtout nuisible à l'asthmatique, c'est l'air humide. Un air sec ne lui convient pas cependant également (*inter utrumque*). L'asthmatique se trouvera bien du séjour au bord de la mer, parce que c'est là que la pression barométrique est la plus considérable. Les plateaux élevés ne feraient qu'ajouter à sa difficulté de respirer, à cause de la rareté de l'air. Ici encore il y a des localités intermédiaires.

En deuxième lieu, on améliorera la crase sanguine par les reconstituants, tels que l'arséniate de strychnine et l'arséniate de fer.

De chaque un granule (ensemble), trois à quatre fois par jour.

Pendant les accès, on donnera l'hydro-ferro-cyanate de quinine et l'hyosciamine.

Un granule de chaque (ensemble), de demi-heure en demi-heure, jusqu'à cessation de l'accès.

Il faut tenir compte des dyscrasies ou diathèses qui ont produit l'asthme accidentel ou exagéré l'asthme constitutionnel. Ainsi l'asthme des goutteux réclame le traitement de la diathèse goutteuse et rhumatismale. — colchicine, quassine, jalapine, à cause de l'inertie des voies digestives et urinaires.

De chaque un granule (ensemble), matin et soir.

L'asthme des syphilitiques réclame les mercuriaux et les iodés. (Voir plus haut.)

L'asthme toxique exige le traitement de l'intoxication à laquelle il est dû. Tel est l'asthme des ouvriers qui travaillent le plomb, le cuivre, le mercure. (Voir plus haut.)

Enfin, il y a l'asthme des fumeurs, l'asthme des buveurs, l'asthme des fumeurs d'opium, en un mot, de tous les excès qui amènent la dyscrasie sanguine.

En tout état de choses, il faut entretenir la liberté du ventre par l'usage journalier du sel de Sedlitz.

Traitement dosimétrique des vésanies.

Hypochondrie. — En tête des vésanies, nous placerons l'hypochondrie, parce que c'est souvent un acheminement à l'aliénation mentale.

Hufeland a défini l'hypochondrie : « l'hystérie de l'homme, » et il y a du vrai là dedans, puisque autant l'hystérie est fréquente chez la femme, autant l'hypochondrie l'est chez l'homme. Il s'agit ici, également, d'une névrose abdominale qui apporte au cerveau des sensations tristes, inquiètes, défiantes. Dans l'hypochondrie, il y a dyscrasie, c'est-à-dire élaboration incomplète du sang, et on observe les mêmes phénomènes de spasme, de ballonnement, que dans l'hystérie. Le symptôme prédominant, c'est la constipation; des selles noires comme résineuses, indiquent un engorgement de tout le système veineux abdominal. Le premier soin doit donc consister à entretenir la liberté du ventre par l'usage matinal du sel de Sedlitz, et en cas de constipation opiniâtre, par le podophyllin, auquel on ajoutera l'hyosciamine, en vue de dissiper le spasme intestinal.

De chaque un granule, matin et soir.

On fera faire aux hypochondriaques beaucoup d'exercice en leur assignant un but déterminé.

Quant au traitement thérapeutique, comme il existe le plus souvent des engorgements viscéraux, on insistera sur l'emploi des arséniates de soude.

Deux granules aux repas.

L'anémie sera combattue par l'arséniate de fer, avec l'arséniate de strychnine, comme coup de fouet.

De chaque un granule (ensemble), matin et soir.

Phrénopathies.—Il est difficile de séparer les phrénopathies des névroses abdominales (hystérie, hypochondrie). On peut dire que c'est la sphère animale qui usurpe sur la sphère intellectuelle; d'où cette lutte pénible que Guislain a désignée sous le nom de phrénopathie. L'individu n'est plus maître de ses actes, de sa volonté, et à cause de ses tendances dangereuses il faut l'enfermer. En effet, on remarque dans ces cas la plupart des instincts des animaux. Ainsi, il y a des fous *homicideurs*, des fous *querelleurs*, des fous *hurleurs*, des fous *fouisseurs*, etc. Cela semblerait donner raison à la théorie de Gall sur la localisation des facultés cérébrales. Il ne faut pas confondre avec la folie les aberrations ou délires dus à des lésions matérielles du cerveau et qui conduisent à la paralysie après une période d'excitation plus ou moins longue. Ce sont généralement les excès physiques, tels que l'abus des spiritueux, qui les produisent.

Le médecin qui est consulté dans ces cas pour la collocation, doit faire la part de ces deux ordres d'affections. Malheureusement, il n'y a pas d'établissements spéciaux, et fous et délirants sont enfermés dans le même tombeau.

Nous disons tombeau, parce que rarement on en sort, ou bien, perdu de réputation.

Le traitement de la vésanie cérébrale doit être le même que celui de l'hypochondrie, c'est-à-dire qu'on aura surtout soin d'entretenir la liberté du ventre par le sel de Sedlitz, le podophyllin, l'hyosciamine, la quassine, la jalapine.

Mais ce qui importe surtout dans le traitement de la vésanie cérébrale, c'est de soustraire les individus à leur idée fixe par la fatigue corporelle — comme le chagrin s'oublie par le travail. Malheureusement, le régime de nos maisons fermées ou manicomes s'y oppose. Le système colonial de Gheel est donc préférable. Dans la colonie campinoise, il y a une infirmerie, en cas d'indisposition ou de grande agitation; mais dès que l'aliéné est redevenu tranquille, il est rendu à sa famille d'adoption. Il existe une seule exception : la monomanie homicide ou suicide, que rien ne fait préjuger, ces maniaques étant dissimulés pour arriver à leur fin. Il faut donc les tenir renfermés.

L'abus des spiritueux est une source d'aliénation

mentale, notamment l'absinthisme, qui se distingue de l'alcoolisme, parce qu'il est extatique, tandis que dans le second il y a une grande agitation : *delirium tremens*. Dans l'un et l'autre, l'acide phosphorique, le sulfate de strychnine et la digitaline pourront ramener le calme, si déjà il n'existe une hypérémie ou ramollissement cérébral.

Un granule de chaque (ensemble), toutes les heures, jusqu'à sédation.

DU TRAITEMENT DOSIMÉTRIQUE

DES MALADIES ORGANIQUES

La dosimétrie n'a cessé et ne cessera de faire la guerre à l'anatomie pathologique tant que la médecine ne sera pas entrée dans la voie de la jugulation des maladies aiguës. Cependant, comme cela ne dépend pas toujours du médecin, nous allons exposer les principales lésions organiques ainsi que les moyens d'y parer.

PHÉNOMÈNES ORGANOPATHIQUES DE L'INFLAMMATION.

L'inflammation étant la source des lésions organiques, il faut étudier ce processus au point de vue anatomo-pathologique. C'est ce que nous allons faire en peu de mots.

L'inflammation n'est pas seulement une hypérémie, une congestion, c'est surtout une néoplasie; elle forme donc la transition entre les troubles de la circulation et ceux de la nutrition.

On peut même dire que l'hypérémie n'existe pas toujours, puisque des tissus complétement dépourvus de vaisseaux peuvent présenter les phénomènes de l'inflammation : la cornée transparente, par exemple (kératite centrale), les cartilages (chondrite).

Il est vrai que c'est dans les tissus vascularisés que l'inflammation est la plus intense. Partons de ce point et disons : l'inflammation étant un travail essentiellement vital, c'est par les moyens dynamiques qu'il faut l'attaquer, et les moyens mécaniques, tels que la saignée, la compression, sont secondaires.

Nous avons examiné dans la première partie de ce Manuel, le traitement dynamique; nous n'avons donc plus à y revenir.

Prenons maintenant chacun des phénomènes de l'inflammation, et cherchons à en apprécier le mécanisme, afin d'y appliquer le traitement.

Congestion.—1er *stade.*— Quand une cause irritante vient agir sur les tissus, les capillaires se rétrécissent; c'est un fait de contractilité. Le sang circule plus difficilement, plus lentement; les vaisseaux étranglent les globules, ce qui fait qu'ils sont arrêtés, tant dans leur mouvement général ou circulatoire que dans leur mouvement propre ou amyboïde. Il en résulte une stagnation, un état veineux, c'est-à-dire que le calorique animal augmente. On sait, en effet, que le sang veineux est plus chaud que le sang artériel de 1 degré centigrade.

2e *stade*. — Les capillaires se paralysent et se laissent distendre; le sang ne circule plus, il oscille. Cet état peut aller jusqu'à la rupture des vaisseaux et la gangrène.

3e *stade*. — La partie séreuse du sang sort par expression à travers les pores des vaisseaux, en entraînant avec elle une certaine quantité de globules blancs; de là deux ordres de phénomènes : la suppuration et l'hépatisation. Le pus est formé d'une foule de corpuscules, évidemment empruntés au sang, puisqu'ils en présentent tous les caractères. Nous avons exposé plus haut la théorie de Konheim et les observations microscopiques de Koëliker. Il ne saurait donc y avoir aucun doute à ce sujet. Mais ce qui est important à constater, c'est que les globules blancs, une fois sortis du torrent circulatoire et répandus dans le tissu connectif, continuent à vivre comme des organismes isolés; ils prolifèrent sur place, à moins que par des agents toxiques on ne les tue. Parmi les agents toxiques, il faut citer l'acide phénique, les huiles essentielles (térébenthine, camomille), l'alcool. De là, l'utilité de ces substances pour empêcher la suppuration. Nous y reviendrons tantôt, quand nous parlerons des pansements.

L'hépatisation doit s'entendre de l'accumulation des globules blancs dans les tissus parenchymateux, au point de leur faire perdre toute perméabilité. C'est ce qui arrive, par exemple, dans le tissu pulmonaire enflammé. Ces globules ou corpuscules finissent par s'y fondre et disparaître par absorption.

4e *stade*. — *Dégénérescences*. — Ce stade est beaucoup plus éloigné : c'est lorsque les globules ne se dissolvent pas, mais qu'au contraire, par le fait d'un travail local, qui est le passage de l'inflammation de l'état aigu à l'état chronique, ces globules prolifèrent. On voit alors la cellule mère donner naissance à une nichée de cellules, qui produisent ainsi des tissus anormaux ou dégénérescences.

Parmi ces dégénérescences ou hétéromorphies, nous devons citer les suivantes :

1° La *dégénérescence amyloïde.* — Ce sont des corpuscules arrondis ou ovalaires, à dimensions variables, disposés en couches concentriques autour d'un noyau. C'est la dégénérescence où le globule blanc est le plus appréciable ; aussi l'observe-t-on dans la plupart des cachexies par déglobulisation du sang, suite de diathèses syphilitique, cancéreuse, tuberculeuse. Elle peut se rencontrer dans tous les tissus : os, glandes, nerfs, ganglions, etc.

2° La *dégénérescence colloïde.* — Elle affecte spécialement l'épithélium, avec lequel elle présente une grande analogie de composition et de consistance. La matière colloïde est déposée autour d'un noyau, qu'elle entoure d'une zone transparente, opaline. C'est le début du cancroïde ou cancer épithélial.

3° La *dégénérescence tuberculeuse.* — Elle procède de granulations miliaires, arrondies ou légèrement ovalaires, ayant environ trois millimètres de diamètre ; d'une teinte grise, d'abord translucide, mais tendant bientôt à devenir opaque. Le tubercule confirmé n'est qu'un *corpus mortuum*, c'est-à-dire ayant subi la transformation caséeuse ou crétacée. Par son ramollissement, il donne lieu à la suppuration et à la fièvre hectique.

4° La *dégénérescence sarcomateuse.* — Elle est due à des cellules sphéroïdales ou ovalaires, granuleuses, nucléées. Ces granulations forment une pulpe crue, criant sous le scalpel, entremêlées de fibres scléreuses et de quelques vaisseaux. Ce sont des tumeurs fibro-plastiques prenant quelquefois un développement considérable.

5° *Dégénérescence cancéreuse.* — C'est le résumé, la quintessence, pourrait-on dire, des autres dégénérescences. On y trouve des éléments mélaniques, épithéliaux, colloïdes, tuberculeux; aussi les cancers sont-ils très-variables, quant à leur nature, et peuvent-ils s'attaquer à toutes les constitutions. C'est l'hydre organique, dévorant les tissus qui se trouvent à sa portée.

De tout ce que nous venons de dire, tirons cette conséquence pratique : que l'inflammation doit être éteinte dès son début, si on ne veut avoir affaire à tous les désordres organiques que nous venons d'exposer. Sa cause est plutôt une débilitation qu'une exagération des forces vitales; une asthénie plutôt qu'une sthénie; par conséquent, il faut, dès le début, avoir recours aux excito-moteurs.

Quant aux conséquences anatomo-pathologiques de l'inflammation, telles que la suppuration, l'hépatisation, les dégénérescences, il faut les empêcher en tuant sur place les globules blancs ou leucocythes qui tendent à pulluler dès qu'ils sont sortis de leur milieu habituel, c'est-à-dire du torrent circulatoire. On ne saurait mieux comparer cet état de choses qu'à un fleuve débordé laissant sur le sol une foule de germes qui ne tardent point à se développer dès qu'il est rentré dans son lit. C'est donc le débordement qu'il faut prévenir, c'est-à-dire renforcer la résistance des vaisseaux au lieu de la diminuer. Nous en citerons un exemple palpable. Autrefois (et peut-être encore maintenant, nous n'en mettrions pas la main au feu), on faisait de la chirurgie au cataplasme, on *émolliait*, c'est-à-dire que par la chaleur humide, on favorisait la pullulation des corpuscules blancs. Aussi les suppurations ne tarissaient point, et le pus devenait de mauvaise nature, c'est-à-dire que des ferments s'y développaient et donnaient ainsi lieu à l'ichor. Aujourd'hui on applique aux plaies les pansements antiseptiques, soit à l'acide phénique, soit à la térébenthine, soit à l'alcool, et on n'a presque pas de suppurations et partant pas de résorption purulente, par conséquent pas ou du moins très-peu de mortalité. On voit par là que l'art est une réalité quand il est bien compris et bien appliqué.

Nous pouvons maintenant passer au traitement des maladies organiques.

Le traitement des maladies organiques étant une affaire de durée, la première règle doit être de ménager et d'augmenter les forces des malades. Aussi est-ce une étrange conduite que de procéder par les débilitants, sous prétexte qu'il y a irritation.

Voyez la phthisie dans sa période de colliquation : le malade est en proie à une fièvre ardente, par conséquent perd énormément de ses forces, aussi le voit-on se consumer, et cependant que lui donne-t-on? Un air vicié, puisqu'on ose à peine aérer l'appartement; une nourriture fade, des médicaments plus fades encore; en un mot, ce qu'on nomme *adoucir*. Le mot est mal choisi, puisque le malaise, la souffrance du pauvre phthisique ne fait qu'augmenter. La toux déchire sa poitrine sans qu'il ait la force d'amener l'expectoration au dehors. Tout cela ne serait peut-être pas arrivé, si de prime abord on avait soumis le phthisique à un traitement excito-moteur, si on lui avait donné les arséniates, si on avait coupé la fièvre aiguë par les alcaloïdes. Et maintenant encore qu'il se marasme, qu'il s'empoisonne par son muco-pus, pourquoi ne pas lui donner l'arséniate de caféine qui a pour effet de diminuer la consomption, l'arséniate de fer qui reconstituerait son sang, l'arséniate de strychnine qui rendrait à l'organe pulmonaire la force pour se débarrasser des produits inflammatoires qui l'obstruent? Pourquoi ne pas lui faire respirer un air chargé de vapeurs d'acide phénique, de térébenthine, de chlore? Ainsi, dans le traitement des maladies organiques, c'est surtout aux forces du malade qu'il faut s'attacher. La nature a pour réparer les désordres organiques des moyens que l'art ne possède point, mais il faut qu'elle en ait le temps. Or, c'est ce temps qu'il faut lui donner par un traitement logique ou naturel, et non d'une manière illogique ou par esprit de système.

Nous sommes ennemi déclaré de l'école organicienne : qu'on ne croie pas cependant que nous repoussons les moyens d'investigation, tels que le stéthoscope et l'auscultation. Ces moyens servent d'éclaireurs, c'est-à-dire à constater sur quels points il faut porter les secours. Ainsi, aux râles, aux bouillonnements, on reconnaîtra les nouvelles congestions, pour y parer par les révulsifs et les défervescents. *Hæret lethalis arundo*, comme dit le poëte : mais on peut y parer en donnant en temps opportun la digitaline, qui diminue les chocs du cœur, en même temps que l'arséniate de fer, qui donne au sang plus de plasticité, et l'arséniate de strychnine, aux parois des vaisseaux, plus de résistance. C'est ainsi que le médecin vraiment digne de ce nom dispute à la mort le terrain pouce par pouce, au lieu de laisser agir la maladie au profit de l'autopsie.

Parlons de maladies tout aussi inexorables quand on ne fait rien pour en enrayer la marche : nous voulons parler des maladies organiques du cœur. Le malade est là, haletant ; sa face exprime déjà le pressentiment de la mort : faut-il, parce que le pouls est tumultueux, l'affaiblir ? Mais ses irrégularités, le froid des extrémités, leur infiltration, annoncent une fin prochaine. Pourquoi ne pas la retarder ? Pourquoi ne pas donner, en même temps que la digitaline, l'arséniate de fer et l'arséniate de strychnine ? Les narcotiques, dans ce cas, ne font que voiler le spectacle de la mort, mais n'en retardent point le dénouement.

SYMPTOMATOLOGIE OU ACCIDENTS MORBIDES.

Parlons maintenant de la symptomatologie des accidents morbides dont feu le professeur Spring a tracé un tableau de maître. Hélas ! comme l'astronome de la fable, à force de scruter le champ de l'anatomie pathologique, il s'est laissé engloutir dans son gouffre : il a succombé à une variole confluente. Mais qui dira que s'il avait compris l'importance de la thérapeutique, il ne se l'eût pas appliquée à lui-même?

VALEUR DE LA SYMPTOMATOLOGIE DANS LES LÉSIONS CÉRÉBRALES.

Parmi les troubles nerveux qui annoncent les lésions cérébrales, le professeur de Liége signale : la *prosopalgie*, la *prosopoanesthésie*, la *prosopoplégie*. (Spring aimait le grec ; c'est peut-être un défaut, mais c'est un moyen de fixer la mémoire par un mot.)

La *prosopalgie* consiste dans les douleurs de la face. La *prosopoanesthésie*, dans un affaiblissement ou suppression complète de la sensibilité de cette région. La *prosopoplégie*, dans la suppression des mouvements musculaires. Le médecin peut ainsi lire sur la face, la nature de la maladie. La *prosopalgie* dépend de tumeurs intra-crâniennes ou intra-cérébrales ; elle donne constamment lieu à des troubles d'autres nerfs que ceux de la face, surtout des trijumeaux ; elle indique l'induration de la moelle épinière, jusques y compris le sinus rhomboïde. Il y a alors des symptômes épileptiformes : mais qu'y faire? L'heure de la mort est indiquée ; il n'y a plus que l'autopsie pour vérifier la cause de la mort.

La *prosopoanesthésie* cérébrale est la conséquence de foyers hémorrhagiques, de ramollissements ou d'exsudations circonscrites, de tumeurs tuberculeuses ou autres, détruisant les portions intra-crâniennes ou intra-cérébrales du nerf trijumeau. L'anesthésie est le plus souvent unilatérale : mais qu'y faire? La logique veut qu'on donne les nervins : acide phosphorique et sulfate de strychnine, non contre la lésion, mais pour soutenir l'action des parties du cerveau restées intactes.

La *prosopoplégie* cérébrale, ou paralysie de la face — à moins d'une action directe sur les nerfs faciaux, comme dans le rhumatisme, — indique une hémorrhagie, un ramollissement circonscrit, une tumeur à la base du crâne, comprimant le facial au voisinage de la protubérance annulaire.

Spring dit que la paralysie est le plus souvent partielle, bornée aux buccinateurs, aux releveurs de l'aile du nez et de la paupière supérieure ; l'orbiculaire des paupières reste intact et les autres muscles de la face, alors même qu'ils cessent d'obéir à la volonté, continuent cependant à se contracter sous l'empire des passions.

L'ouïe est toujours troublée dans la prosopoplégie intra-crânienne, et la compression s'étend au nerf oculo-moteur commun. Le releveur de la paupière supérieure, le droit interne, rarement le droit externe, se paralysent successivement, sinon dès le début, du moins par le progrès de la lésion. Sans doute ces faits sont très-intéressants au point de vue physiologique ; mais le traitement dans ce cas ne saurait être que palliatif, c'est-à-dire empêcher des congestions nouvelles.

Dans la plupart des organopathies cérébrales, on

observe le délire nerveux : on a l'habitude de combattre ce dernier par les narcotiques; c'est une erreur. Il faut au contraire y opposer l'opium du cœur, c'est-à-dire la digitaline.

VALEUR DE LA SYMPTOMATOLOGIE DANS LES LÉSIONS PULMONAIRES.

Un des symptômes les plus constants, c'est l'anhélation ou la courteresse d'haleine. On la remarque dans les infiltrations, l'engouement des phlegmasies pulmonaires chroniques (hépatisations), dans les dégénérescences tuberculeuses, l'emphysème, les sténoses. Il faut y opposer les strychnées. L'arséniate de strychnine est le médicament qui réussit le mieux dans ces cas. Il faut se garder de débiliter le malade, d'autant que le plus souvent, il y a anémie. On donnera donc l'arséniate de fer et, conjointement, l'arséniate de strychnine et la digitaline, qui est — selon la belle expression de Cullen quant à la digitale — l'opium du cœur (*Bis repetita placent*).

Un granulé de chaque (ensemble) toutes les heures, jusqu'à cessation des symptômes.

La *bradypnée*, qui est un degré plus avancé de gêne respiratoire, se remarque dans la compression des nerfs respirateurs ou des parties des centres nerveux qui y correspondent.

Il existe dans ces cas une grande accélération des

mouvements du cœur, qu'il faudra réprimer par les mêmes moyens que ci-dessus.

L'*ataxiopnée*, ou irrégularité du rhythme respiratoire, annonce la bronchite partielle, un épanchement pleurétique, un pneumo-thorax, l'obstruction d'un rameau bronchique par un tubercule. L'inspiration est manifestement plus longue que l'expiration. En dehors de l'obstacle mécanique, il faut venir en aide aux poumons par la strychnine.

Quant à l'obstacle mécanique, s'il dépend d'un épanchement, il faut — comme nous l'avons dit plus haut — recourir à la paracentèse thoracique capillaire. Voici un fait concluant que nous empruntons à l'ouvrage du docteur Castiaux, de Lille (Nord), intitulé : *Documents pour servir à l'étude de la méthode aspiratrice* :

« Un jeune garçon de dix-huit ans est pris subitement de malaise général, avec frisson, fièvre et courbature. La toux est peu intense et cesse complétement après quinze jours. Le malade se sentant mieux fait une promenade de deux heures, mais rentre très-fatigué avec un point de côté sous le mamelon gauche. Arrivé à l'hôpital, ce jeune homme se plaint toujours de la même douleur et est pris chaque soir d'un léger accès de fièvre. Il n'y a pas de dyspepsie, le sommeil est bon, l'appétit conservé, les selles régulières. La respiration est si facile que le malade s'assied sur son lit sans difficulté, et se lèverait si on le lui permettait. La percussion indique une sonorité normale du côté gauche et une matité absolue du côté droit, depuis le sommet jusqu'à la base du poumon. L'auscultation fait percevoir une respiration normale du côté gauche, mais un affaiblissement considérable du murmure vésiculaire du côté droit, avec quelques râles sous-crépitants imitant le frottement, et surtout au-dessous de l'épine de l'omoplate. Pas d'égophonie, mais un léger souffle voilé. Les vibrations thoraciques existent à droite aussi nettement qu'à gauche, peut-être même sont-elles légèrement accrues du côté droit. Cette anomalie était de nature à obscurcir singulièrement le diagnostic, on eut recours à l'aspirateur de Dieulafoy, et on retira, du côté droit, 900 grammes de liquide. Peu de temps après, le malade sortait guéri. »

Cette observation démontre combien la pleurésie est souvent insidieuse à son début; voilà pourquoi il ne faut pas attendre pour agir un diagnostic positif. Il suffit des premiers symptômes, tels que le frisson initial, la douleur pongitive, pour donner la strychnine ou la quinine (arséniate), la digitaline et la cicutine. Les médecins qui font le plus d'anatomie pathologique sont ceux qui font le moins de thérapeutique. Mais ce serait se tromper gravement que de croire qu'à toute sthénie il faille opposer les asthéniques. C'est le contraire qui est généralement vrai.

Dans les affections du larynx, de la trachée-artère et des bronches, la respiration est sifflante, à cause de la diminution de calibre de ces conduits ou d'un obstacle mécanique : c'est ou un état nerveux ou une exsudation. Dans le premier cas, il faut recourir aux antispasmodiques et aux toniques, comme l'hyosciamine et l'hydro-ferro-cyanate de quinine; c'est le cas des affections croupales, en général; dans le second, aux émétiques, et en cas d'insuffisance de ces derniers, à la trachéotomie. Nous renvoyons à ce que nous avons dit des affections *striduleuses*.

Toux. — La toux est de tous les phénomènes organopathiques, celui qui incommode le plus le malade et qui embarrasse le plus le médecin. Il doit se demander si la toux provient du larynx, de la trachée-artère, des bronches, des poumons, du cœur, de l'estomac et même de plus profondément encore, et quel est le genre de lésion qui la détermine.

La toux laryngopathique est rauque, stridente, aboyante. (Voir *Laryngite. — Névroses.*) On connaît la toux propre à la laryngite syphilitique. (Pour le traitement, voir *Inflammations, Diathèses.*)

La toux dyspeptique est gutturale. On la remarque dans les affections du pharynx, de l'œsophage, de l'estomac. (Voir les maladies de ces organes.)

La toux pleurétique est sèche, fréquente, brève. Dans la pleurite pariétale, la toux est excitée chaque fois qu'on pratique la percussion. (Voir *Pleurésie.*)

La toux cardiopathique est sèche, sans expectoration. Dans le rétrécissement de l'orifice mitral, elle est intense et fréquente. (Voir *Inflammations du cœur.*)

La toux pneumopathique existe par suite de compression, obstruction, atrophie, épanchement, hépatisation, tuberculose, mélanose, emphysème. Elle est douloureuse quand il y a inflammation.

Il suffit que le praticien soit averti des différents genres de toux, pour que son attention soit dirigée de suite sur l'affection qui la détermine. Parmi les calmants de la toux, quelle que soit la cause qui la détermine, nous citerons la cicutine. Il suffit d'en mâcher un granule et de laisser doucement pénétrer la salive pour apaiser momentanément la toux. Cette opération peut se répéter trois ou quatre fois dans la journée ou dans la nuit. La cicutine n'a aucun goût vireux et n'exerce aucune constriction à la gorge. Si l'on s'aperçoit d'un léger degré de narcotisme, on suspendra de suite le médicament.

On peut également mâcher un granule d'iodoforme, en ayant soin de fermer la bouche, afin que les émanations safranées pénètrent dans les premières voies.

Dyspnées. — On peut confondre la dyspnée cardiopathique avec l'asthme, mais elle s'en distingue par les signes d'auscultation et de percussion. Il y a cependant ici une difficulté : l'auscultation pratiquée pendant les accès fait disparaître les bruits valvulaires abnormes, qui existent pendant les intervalles. Cependant le véritable praticien ne s'y trompera pas. Le contraire arrive dans l'élargissement de l'orifice auriculo-ventriculaire gauche. La dyspnée est aussi un des symptômes de l'anévrisme de l'aorte ascendante, mais ici il y a des symptômes d'anémie cérébrale.

Dans ces anhélations, il faut procéder par la strychnine, en la combinant avec l'hyosciamine, s'il y a en même temps spasme. (Voir *Asthme.*)

On procédera de même dans les insuffisances respiratoires par suite de faiblesse ou de paralysie des muscles respirateurs. C'est le cas des dyspnées myélopathiques et cérébrales. Il faut alors agir comme dans les affections du cerveau et de la moelle épinière. (Voir ces affections.)

Dans la dyspnée dyshémique, on agira plutôt sur le sang. (Voir *Diathèse chloro-anémique.*)

Palpitations du cœur. — Ces palpitations se rattachent tantôt à la pléthore, tantôt à un état purement nerveux ou névrosique, tantôt à une organopathie.

Dans les palpitations pléthoriques, les battements sont violents. Il semblerait des coups de marteau qu'on entend à distance. Après la saignée générale, il faut administrer la digitaline.

Un granule toutes les demi-heures jusqu'à sédation.

Les palpitations organopathiques sont propres surtout à la cardite, et se font remarquer davantage dans la dilatation que dans l'hypertrophie. De là le traitement qui doit être resserrant : arséniate de strychnine,

Un granule toutes les heures, jusqu'à cessation des palpitations.

Dans l'acrotisme, il y a suspension ou interruption momentanée des mouvements du cœur. On l'observe surtout dans la dilatation du ventricule gauche. La mort subite est alors à craindre, la face est injectée, bleuâtre, et le délire carbonique ou exhalirant termine la scène. La saignée serait mortelle dans ce cas. Il faut administrer : arséniate de strychnine, arséniate de fer.

De chaque un granule, de demi-heure en demi-heure, pendant toute la durée de l'accès.

Quand il y a épanchement dans le péricarde, on ajoutera :

Digitaline.

Un granule, conjointement avec l'arséniate de strychnine et l'arséniate de fer.

—

Organopathies abdominales. — Parlons d'abord, comme transition des organopathies de la poitrine et de celles du ventre, de l'hématémèse mécanique. Quand le sang rencontre un obstacle permanent à son passage par les poumons et le cœur, comme également par la rate et le foie, il s'accumule dans les veines gastro-épiploïques. Or, on sait combien ce réseau est volumineux. L'hématémèse, dont les anciens ont donné une explication en rapport avec leurs doctrines humorales, c'est-à-dire qu'ils l'ont attribuée à la bile noire, dépend donc de l'obstruction, quelquefois de l'oblitération de la veine porte, du rétrécissement de la veine cave au delà des veines sus-hépatiques. Rarement l'hématémèse a lieu dans les maladies organiques du foie, mais, par contre, dans celles de la rate, du cœur, notamment la sténose ou insuffisance des valvules tricuspides. La quantité de sang est plus ou moins considérable et il y a une anémie profonde. C'est contre cette dernière que le traitement doit être dirigé. On donnera donc :

Arséniate de fer,
Cicutine.

De chaque un granule d'heure en heure, après avoir procédé au lavage de l'estomac par le sel de Sedlitz.

Le même traitement s'appliquera à l'hématémèse pultacée et cancéreuse.

La gastrodynie organopathique s'accompagne de vives douleurs dans l'ulcère perforant, le squirrhe. On donnera :

Cicutine,
Quassine.
Un granule de chaque (ensemble) toutes les heures, jusqu'à sédation.

L'entérodynie organopathique, tel que le catarrhe chronique, la tuberculose, exige l'hyosciamine, afin de calmer les coliques.

Un granule de demi-heure en demi-heure, jusqu'à sédation.

Dans la typhlite et la pérityphlite, la douleur, qui occupe la fosse iliaque droite, est sourde, interrompue par des tranchées; plus tard, à mesure que la séreuse est envahie par l'inflammation, la douleur devient vive, lancinante, térébrante, s'exaspérant par le mouvement et à la pression. Comme il y a lésion organique du cœcum, surtout à la suite du typhus, il faut se borner aux calmants.

Cicutine,
Morphine.
De chaque un granule (ensemble), de demi-heure en demi-heure, jusqu'à sédation.

Dans la colique sténosique, due à un volvulus, il faut recourir, tant que l'étranglement n'est pas confirmé, aux huileux et à l'atropine,

Un granule tous les quarts d'heure avec une cuillerée d'huile d'olive.

Mais l'étranglement venant à se déclarer, il n'y a plus d'autre moyen que la gastrotomie. Nous ferons remarquer que cette opération est dangereuse, précisément à cause du retard qu'on met à la pratiquer.

L'entérorrhagie se remarque dans le typhus et le cancer. Il faut y opposer les boissons acidulées et le tannin.

Un granule toutes les demi-heures.

Ictère organopathique. — Il se rattache aux affections organiques du foie. Dans l'atrophie aiguë suite d'hépatite, il y a des douleurs sourdes, gravatives dans l'hypochondre droit. L'ictère n'est pas aussi prononcé, les selles aussi décolorées que dans l'ictère spasmodique ou sténotique due au spasme ou à l'oblitération des canaux biliaires. Ce sont les antiphlogistiques auxquels il faut recourir.

Dans la cirrhose, l'ictère n'est également pas complet. Le foie ne fonctionnant plus, ce sont les reins qui le suppléent : aussi voit-on survenir rapidement les symptômes de la dénutrition ou le marasme. La fièvre est aiguë et la maladie prend une marche galopante. Andral avait déjà fait observer combien dans la cirrhose la température animale s'élève : 40, 41° c. On donnera dans ce cas :

Arséniate de caféine.
Un granule toutes les heures.

—

Les organopathies hépatiques laissent dans le sang les éléments de la bile. (Voir *Diathèses.*) Il faut donc rafraîchir ce dernier par le sel de Sedlitz, et donner la quassine : deux à trois granules aux repas.

Organopathie rénale. — Les maladies organiques des reins consistent dans une hyperplasie des cellules rénales ou dans la dégénérescence granuleuse graisseuse : souvent les deux réunies. Ces organes ne fonctionnant plus, il en résulte des infiltrations ou anasarque, et la déperdition d'albumine par les urines.

Dans l'albuminurie aiguë, l'anasarque débute aux paupières, à la face ; plus tard, il s'étend aux malléoles et aux jambes. Dans l'albuminurie chronique, c'est le contraire : l'anasarque de la face souvent n'existe point. Successivement se déclarent l'hydropisie ascite, l'hydrothorax, l'œdème des poumons, des suffusions séreuses du cerveau, de la moelle épinière, à mesure que la gêne de la respiration augmente. Un fait capital, c'est que la transpiration insensible de la peau est arrêtée. En même temps, il existe de l'anémie et de l'hydrémie.

La conséquence de cet état anatomo-pathologique, c'est qu'à part l'albuminurie aiguë, les antiphlogistiques sont nécessaires. (Voir *Néphrite.*) Il faut se hâter d'administrer les reconstituants du sang, notamment les arséniates et les ferrugineux. On insistera également sur le régime lacté.

THERMOMÉTRIE MÉDICALE

La constatation de la température du malade est aussi nécessaire pour le médecin que l'inspection du manomètre pour le mécanicien, qui parvient ainsi à prévenir les accidents. On nous permettra donc d'entrer ici dans quelques détails. La température du corps doit être étudiée à l'état *normal*, à l'état *hyponormal* et à l'état *hypernormal*.

—

1° *A l'état normal.* — La température normale (37° c.) existe dans beaucoup de maladies chroniques. On pourrait croire *à priori* que le thermomètre manque ici son but; on se tromperait : ce symptôme négatif, c'est-à-dire l'absence de fièvre, a une valeur réelle au point de vue du diagnostic, du pronostic et du traitement; on saura que l'affection dont le malade est atteint n'offre pas grand danger.

2° *A l'état hyponormal.* — Quand la température descend au-dessous de 37° c., cela prouve un grand état d'affaissement de l'organisme ; les hémorrhagies abondantes, les longues privations, l'exposition prolongée au froid, peuvent y donner lieu. L'abaissement de température constitue encore une forme fatale de terminaison des grandes fièvres : au bout de un à deux jours, on voit la température du corps descendre de 41 jusqu'à 35° c., et plus bas encore. La thérapeutique ne doit pas se déclarer impuissante ; elle doit, au contraire, chercher à rallumer la flamme vitale par les nervins, tels que l'acide phosphorique, le sulfate de strychnine, le benzoate d'ammoniaque (1), qui ont surtout pour effet de fouetter le sang.

Un granule de chaque (ensemble), tous les quarts d'heure, jusqu'à retour de la chaleur.

Dans l'état algide, on se comportera comme dans les fièvres pernicieuses. (Voir *Fièvres algides.*)

Les affections organiques des grands systèmes de nutrition s'accompagnent fréquemment d'un abaissement de la température animale. Non-seulement le thermomètre fournira ici des éléments précieux de diagnostic et de pronostic, mais encore pour la thérapeutique.

L'abaissement de la température animale s'observe fréquemment chez les aliénés.

3° *A l'état hypernormal.* — C'est dans les maladies aiguës que le thermomètre devient un auxiliaire indispensable au médecin : on peut dire que la marche de la température est celle de la maladie.

Le même degré de chaleur n'existe pas dans toutes

(1) Les anciens employaient dans ce cas le *spiritus cornu cervi.*

les maladies aiguës; et c'est ce qui les distingue au point de vue de leur gravité.

Généralement, dans les affections catarrhales aiguës, la température animale ne s'élève que de 1 à 2° c. au-dessus de la moyenne physiologique (37° c.); au contraire, dans les affections inflammatoires plus franches, qui atteignent les séreuses et les grands parenchymes, la fièvre débute par un ou plusieurs frissons et atteint bientôt 38 à 40° c. et plus; aussi ces affections présentent plus de gravité et exigent une attention spéciale de la part du médecin et un traitement très-énergique.

Il existe une classe de maladies fort importantes qui se distinguent par une marche typique : ce sont les maladies infectieuses, les affections zymotiques. Ici le thermomètre rend d'immenses services : grâce à lui, le diagnostic et le pronostic deviennent faciles et sûrs.

L'office du médecin est de modérer la température trop élevée, d'empêcher la combustion exagérée des éléments organiques et de rendre l'économie apte à refaire les matériaux consumés par le feu de la fièvre.

Il est certaines circonstances qui ne doivent pas échapper au médecin thermométriste; ainsi, il doit considérer en premier lieu l'individualité du sujet. Il est vrai que chez les enfants l'exagération de la chaleur animale a, en général, la même signification que chez l'adulte; cependant les enfants présentent une température plus élevée dans les mêmes affections qui atteignent les adultes et, de plus, la fièvre chez eux se développe bien plus rapidement; on les voit sujets à des fièvres éphémères, qui ne sont pas toujours sans gravité. Pendant la convalescence même, la température animale chez les enfants reste souvent fébrile; sous ce rapport, les vieillards présentent des phénomènes tout opposés : ici on n'a pas tant à craindre l'exagération de la chaleur animale que sa diminution. Chez l'enfant : convulsions, excitation, fièvre; chez le vieillard : dépression vitale. Aussi faut-il bien se garder de considérer comme un symptôme indifférent l'abaissement de la température animale chez un individu avancé en âge. Attendez-vous à une issue fatale quand cette température descend chez le vieillard malade à 36, 35° c., prévenez autant que possible le collapsus, et n'attendez pas pour agir que l'organisme ait perdu ses forces et reste insensible aux remèdes les plus héroïques.

Il ne faut pas non plus oublier de faire la part des variations diurnes que présente normalement la température animale : ces oscillations se maintiennent pendant la maladie ; elles sont même plus prononcées. Il n'est pas rare de trouver une différence de 0,5° c. entre la température du matin et celle du soir; on n'en tirera donc pas de conclusion trop favorable, si l'on trouve que la température du matin est inférieure à celle de la veille au soir. Il est vrai que dans certaines maladies et sous l'influence de causes plus ou moins connues, l'inverse peut se produire : la température du matin l'emportant sur celle du soir; mais ce n'est pas la règle, et, en général, les oscillations de la température morbide coïncident avec les oscillations diurnes de la maladie. En résumé, la thermométrie clinique a acquis dans ces derniers temps une utilité pratique tout aussi grande que l'auscultation et la percussion et a permis d'arriver aux conclusions suivantes :

1° La conservation de la température normale du corps (37° c.) dans une maladie, rend en général le pronostic peu grave.

2° L'augmentation de la température normale du corps est en raison de l'intensité et de la nature de la fièvre. Si elle est rapide dans les affections aiguës franches, il est rare qu'elle dépasse 40° c., qui sont en quelque sorte son apogée ; dans les affections malignes, cette élévation est moins rapide, moins franche, mais elle va au delà de 41, 42 et même 43° c. Une température plus élevée serait incompatible avec la vie, le sang pouvant se coaguler dans les vaisseaux.

3° L'abaissement de la température animale normale, indique un épuisement lent ou rapide de l'organisme, en raison de la lenteur ou de la rapidité avec lesquelles cet abaissement a lieu.

4° Dans les observations thermométriques, il faut faire la part de l'individu, des oscillations diurnes de la température pathologique et normale.

« Admirable chose que le thermomètre appliqué à la maladie, s'écrie le docteur Liégard, de Caen. Plus je marche dans cette voie et plus ma conviction s'affermit ; chaque jour vient ajouter à la somme de mes observations. Je donnais, ces jours-ci, mes soins à une petite fille de trois ans, qui me présentait, à moi qui ai publié un livre sur la méningite cérébrale, tous les symptômes de cette redoutable maladie à son début : fièvre intense, forte chaleur de la tête, rougeur et pâleur alternatives, tressaillements brusques et fréquents, délire, cris, agitation, surtout pendant la nuit. Il me semblait cependant qu'il y avait des redoublements : une maladie générale plutôt qu'une inflammation locale; mais ce n'était qu'un soupçon mal fondé peut-être. Je fais l'application du thermomètre : il monte et s'arrête seulement à 40,5° c. Plus de doute, je rassure la mère effrayée, et je donne deux jours de suite trente centigrammes de sulfate de quinine. La nuit et le premier jour de l'administration du remède furent calmes; le lendemain, le pouls a perdu beaucoup de sa fréquence, et le thermomètre ne marque plus que 40° c. C'est encore une température excessive, et nous devons continuer pendant un ou deux jours le précieux antipériodique. Sans le thermomètre, je ne l'aurais pas employé, et la pauvre petite se fût trouvée dans le plus grand danger par la succession des accès. »

Que de fois n'arrive-t-il pas qu'on a affaire à une fièvre larvée, et que, faute de l'avoir diagnostiquée, on perde des malades en ne donnant pas immédiatement le fébrifuge?

Nous avons parlé, dans le commencement de ce Manuel, de l'épidémie de fièvre pernicieuse qui régna, en 1826, en Hollande, et s'étendit de là à la Belgique : le stade de froid était très-court et le thermomètre montait rapidement à 40, 41° c., pour retomber vers la fin de l'accès au-dessous de la moyenne physiologique; là était le danger, puisque l'économie ne pouvait résister à ces brusques changements de température; aussi, si on ne donnait le sulfate de quinine, le malade succombait.

Dans le choléra indien les mêmes oscillations se font remarquer; mais ici la période algide est plus longue et peut être une cause de mort par l'abaissement rapide du calorique animal — comme dans l'asphyxie par le froid ; mais dans la période de réaction le danger n'est pas moins grand, puisque le thermomètre marque quelquefois 40, 41° c., pour ne s'y maintenir que pendant un temps relativement court et descendre de nouveau au-dessous de la moyenne physiologique : 34, 35° c. et même plus bas, au point qu'on croit toucher le corps d'un batracien. Que fait-on d'ordinaire? On cherche à réchauffer le malade par la chaleur artificielle ; mais celle-ci ne peut rien sur une surface qui ne reçoit plus aucun rayonnement interne ; on a vu des cholériques recevoir de profondes brûlures sans rien sentir. On donne les stimulants diffusibles, mais qui ne font qu'augmenter l'irritation gastro-intestinale et provoquer un état typhoïde. Il faut donc, dès que la réaction est survenue, la soutenir par les excito-moteurs, tels que l'arséniate et l'hydro-ferro-cyanate de quinine, en y ajoutant la variante voulue, selon qu'il y a spasme ou douleur : cicutine, morphine, hyosciamine, et la digitaline pour rétablir la sécrétion urinaire et empêcher l'urémie. (Voir *Diathèses*.)

—

Quand la réaction, dans les pyrexies, est insuffisante, deux types se produisent : le type *rémittent* et le type *intermittent ;* dans le premier, il y a oscillation entre la circulation et la calorification, par conséquent, variation des stades de froid, de chaleur et de sueur. Mais ces variations s'établissent elles-mêmes d'une manière plus ou moins constante et régulière; nous en avons un exemple dans la fièvre typhoïde. Ainsi, au point de vue thermométrique, cette fièvre peut se décomposer en trois stades : dans le premier — qui dure de trois à cinq jours — la température croît chaque jour progressivement; chaque soir la chaleur augmente sur celle de la veille de 0,5 à 1° c., celle du matin ne subissant au maximum qu'une rémission de 0,5° c. La température s'étant élevée à 39,5° c. dans les cas légers, à 40,5, 41° c. et même au delà dans les cas graves, le quatrième ou le cinquième jour, la période d'état commence; durant celle-ci, la température oscille entre 39,5, 40 ou 40,5° c., suivant la gravité des cas; puis enfin se dessinent, après un, deux, trois septénaires d'oscillations ascendantes, les oscillations descendantes. Ce troisième stade, dans les cas graves, est séparé du deuxième par un stade intermédiaire, que Wunderlich a désigné sous le nom de stade amphibode. Cette phase est toujours d'une signification sérieuse : elle tranche d'une manière saisissante sur le reste du tracé graphique, par son irrégularité; notamment de brusques élévations se produisent, de temps à autre, le soir. C'est pour cela que Wunderlich a formulé les lois suivantes :

a. Une pyrexie qui, au deuxième jour, présente chez l'adulte une température voisine de 40° c., n'est pas une fièvre typhoïde;

b. Une pyrexie qui après le soir du quatrième jour, ne présente pas une température supérieure à 39° c., n'est pas une fièvre typhoïde;

c. Une pyrexie qui dans la seconde partie de la première semaine, présente une température toujours inférieure à 39°5, n'est pas une fièvre typhoïde.

Nous ferons remarquer ici que ce qui constitue la fièvre typhoïde ce n'est pas tant l'état thermal que la cause qui la produit; mais il est vrai que plus le miasme attaque la vitalité, c'est-à-dire paralyse le système nerveux ganglionnaire, plus le calorique tend à monter. On sait que les expériences physiologiques ont conduit à ce résultat, qu'il y a des nerfs vaso-moteurs, les uns constricteurs, les autres dilatateurs; les premiers frigorifiques, parce qu'ils chassent le sang avec plus de rapidité à travers le torrent circulatoire, par conséquent du sang frais — celui provenant des poumons — les seconds, dilatateurs ou calorifiques, parce qu'ils laissent stagner le sang dans les organes et lui permettent de s'y échauffer.

Nous dirons donc : Une pyrexie où la température s'élève progressivement, malgré les rémissions matinales, au maximum de 0,5, de manière à atteindre le quatrième ou le cinquième jour une élévation de 39,5 à 41° c., et qui se maintient ensuite dans la deuxième partie de la semaine au-dessus de 39,5, est probablement une fièvre typhoïde.

Relativement au pronostic — ainsi que nous l'avons dit — les indications fournies par la thermométrie sont extrêmement importantes : ainsi l'élévation de la température animale peut être mortelle à 43° c.; elle le serait d'une manière absolue à 45° c., à cause de la coagulation du sang. A 41° c., le cas est très-grave;

à 40° c., il l'est moins ; à 39,5° c., il est relativement favorable. Le pronostic sera d'autant meilleur que la rémission du matin est plus marquée. L'abaissement de la température est un bon signe, mais à la condition de n'être point brusque et de se faire dans un temps normal. Dans la période d'état, une chute rapide de 41° c. à 37°, 36° et au-dessous, est un signe mortel. Cet abaissement annonce une hémorrhagie, un collapsus du cœur. Une élévation brusque très-considérable est ordinairement le début de l'agonie. C'est toujours un signe fâcheux que l'exacerbation commence avant midi et ne se termine qu'après minuit.

Dans le type intermittent de la fièvre les trois stades de froid, de chaleur, de sueur, sont séparés par un intervalle de repos ou apyrexie ; le retour à l'état de santé paraîtrait complet si à certains signes de pâleur, d'abattement, le médecin ne reconnaissait le retour de l'accès. C'est ce qu'on nomme l'œil du médecin : *oculus medici*.

Le premier stade ou le frisson, étant accompli, la température monte rapidement, selon l'intensité de la fièvre, à 39,5, 40° c. ; la chaleur est mordicante, le pouls s'accélère (110, 120), les yeux ont un éclat inaccoutumé, la bouche est sèche, la soif ardente, les urines rares et foncées. Après ce stade arrive celui de sueur : la peau devient moite, le pouls mollit, la bouche s'humecte, tout le corps se couvre d'une sueur abondante, et le malade tombe dans un sommeil bienfaisant.

Nous ferons encore quelques remarques quant à la thermalité. La durée du froid est sujette à varier ; cela peut dépendre des circonstances extérieures et intérieures. Ainsi quand le malade restera exposé à l'air froid et humide du dehors, il est évident que la réaction ne pourra s'établir. C'est le danger des armées en campagne, où le manque d'objets de campement donne lieu à tant de désastres. Quant aux circonstances intérieures, il y a le spasme qui empêche la réaction ; les vaisseaux de la périphérie étant crispés, le sang est retenu à l'intérieur et peut amener ainsi des accidents mortels : coma, apoplexies. C'est dans ces conditions que se produisent les fièvres larvées, qui peuvent revêtir les formes les plus diverses. Elles indiquent toujours un haut degré de la maladie et une intoxication fort intense.

Nous dirons maintenant, avec le professeur Spring (*Accidents morbides*) : Que la forme particulière, l'intensité et la durée de la fièvre sont déterminées, d'une part par la cause prochaine ou efficiente (qui est souvent un parasite, accomplissant sa vie propre sur l'organisme malade), de l'autre, par la quantité de matériaux susceptibles de servir d'aliment au processus morbide. De là, la nécessité du lavage matinal de l'intestin par les sels de Sedlitz. A cet égard le médecin est souvent comme le préteur : « *De minimis non curat Prætor;* » et il a tort. Nos prédécesseurs ajoutaient beaucoup plus d'importance que nous à cette partie du traitement : ils s'assuraient si les matières étaient « louables » ou non. Nous pensons que mieux vaut les éliminer fait à fait qu'elles se produisent, car dans les fièvres les garde-robes sont toujours échauffées. L'alimentation étant suspendue, elles ne se composent que de produits de sécrétions anormales qu'il est dangereux de laisser séjourner dans le corps. Ainsi la *fécine* est un miasme propre ou autochthone des plus dangereux. C'est par là qu'on voit se développer dans les armées en marche tant de fièvres graves. Dans ses campagnes d'Afrique, le général Bugeaud, que sa sollicitude pour la troupe avait fait nommer « *le père Bugeaud,* » avait l'habitude de faire tous les matins le tour des campements, afin de s'assurer par les déjections, de la santé des soldats; et quand les officiers de santé venaient à l'ordre, il les étonnait souvent par ses remarques hygiéno-pathologiques. Nous pensons que l'usage du sel de Sedlitz pour les armées serait de nature à simplifier singulièrement le service médical, d'après cet adage d'Ovide :

> Principis obsta, sero medicina paratur
> Cum mala per longas involuere moras.

En examinant bien le caractère de la fièvre, on y reconnaît, en tant que réaction vitale, l'élément spasme, l'élément douleur, agitation; l'élément congestif, inflammatoire. Le premier — ou le spasme — se présente surtout au début; c'est lui qui détermine le frisson : tout le système fibrillaire entre en mouvement et se crispe. Ce mouvement, très-marqué à la peau, se fait également sentir à l'intérieur : « On a froid dans le dos. » Son intensité dépendra de l'intensité ou de la prolongation de l'action de la cause morbide, de la susceptibilité individuelle, des pertes que l'économie a faites, de ses privations, des impressions morales. On comprend que dans de pareilles conditions tout ce qui affaiblit l'organisme doit être mortel. Le frisson exige donc les antispasmodiques : on se trouvera bien de quelques gouttes de laudanum dans une mixture éthérée. C'est dans le même sens qu'agit l'alcoolature d'aconit. Pendant le spasme périphérique le sang est refoulé vers l'intérieur et les vaisseaux du cœur se distendent et se paralysent : c'est comme dans les expériences de M. Cl. Bernard, où l'on coupe le grand sympathique. Il résulte de ces expériences — comme de celles de Brown-Séquard — que l'augmentation de la chaleur est la conséquence de la dilatation des vaisseaux. Un autre physiologiste, le professeur Traube (1), est parti de l'hypothèse d'un appareil nerveux régulateur ou modérateur. Il agirait à la manière des appareils *empêchants* en général, c'est-à-dire qu'il se comporterait à l'égard de la rénovation organique ou de la nutrition, comme le nerf pneumo-gastrique — surtout le gauche — à l'égard du cœur. Ce serait un frein de la combustion hématosique, en ce sens que sans lui l'oxydation du sang deviendrait excessive, et le corps serait brûlé.

Nous aimons à rappeler ces théories anatomo-physiologiques parce qu'elles rentrent dans la grande loi de la vitalité, loi que le père de la médecine avait parfaitement reconnue en l'absence de toutes connaissances techniques. Ainsi dans la fièvre il n'y a pas seulement les phénomènes chimico-physiques, il y a — et surtout — les phénomènes vitaux, ces derniers se

(1) Le professeur Traube vient de mourir à Berlin.

subordonnant les premiers ; aussi la médication doit-elle être dynamique ou vitale. Dans les pyrexies aiguës les alcaloïdes sont toujours indiqués. La quinine agit, non dans l'intervalle des accès — comme on serait tenté de le croire — mais contre l'accès subséquent, en modérant la réaction et en facilitant les fonctions de sécrétion et d'excrétion, c'est-à-dire en favorisant l'élimination des produits de combustion : c'est ce que fait la digitaline pour l'urée. La vératrine a une action toute spéciale sur la peau ; l'aconitine sur la muqueuse gastrique ; la colchicine sur les reins. Il y a là, comme on voit, une source féconde d'expérimentation.

Andral a cherché à déterminer les variations de la température du corps avec celles de quelques-unes de ses parties solides et de l'urine : fibrine, albumine, globules, urée, etc., et il est arrivée à cette conclusion : que lorsque le sang contient plus de quatre millièmes de fibrine, la température s'élève, et que cette élévation est proportionnelle à celle de l'élément plastique.

Cette conclusion est conforme à celle du même médecin sur les phlegmasies et les pyrexies, également en rapport, non avec les globules rouges du sang, mais avec les globules blancs. Il donne le tableau de vingt chlorotiques chez lesquels, bien que les globules rouges fussent notablement diminués, la température fut au-dessus de 37° c. Ceci explique pourquoi la fièvre est si prompte à naître chez les chloro-anémiques ; pourquoi la température animale augmente à mesure que le sang lui-même s'épuise ; pourquoi la faim prolongée échauffe le corps, et pourquoi il ne faut jamais pousser la diète jusqu'à ce besoin, auquel les malades ne résistent point ;

pourquoi enfin les déplétions sanguines *hors de propos* font l'opposé de ce qu'on attend d'elles, c'est-à-dire qu'elles augmentent la fièvre. Nous disons *hors de propos*, parce que celles faites *à propos*, c'est-à-dire quand il y a pléthore véritable, comme dans les phlegmasies parenchymateuses — notamment la pneumonie — dégagent la circulation, relèvent le pouls, favorisent l'évaporation, et par conséquent rafraîchissent le corps. Mais ce dernier résultat sera bien mieux obtenu par le sel de Sedlitz en lavage.

—

La diminution de l'albumine du sang n'est pas en rapport immédiat avec l'abaissement de la température animale ; ce n'est qu'après un temps plus ou moins long, comme on l'observe dans l'albuminurie et sur les animaux qu'on fait périr d'inanition, que l'insuffisance des matières albumineuses fait baisser la température d'une manière un peu notable. De là, le traitement que nous avons indiqué dans l'albuminose : par le sel de Sedlitz, les albumineux et l'arséniate de strychnine. (Voir *Albuminurie.*)

Il existe, au contraire, un rapport direct entre la température du corps et la quantité d'urée éliminée par les reins : dans trente-deux analyses d'urine appartenant à divers malades dont la température était normale, Andral n'a trouvé que huit fois, plus de douze grammes d'urée. Dans les pyrexies, il a constaté à la fois une élévation plus grande de la température et une quantité plus grande d'urée. C'est ainsi que sur vingt-trois analyses d'urines provenant de malades atteints de fièvres intermittentes, il a trouvé onze fois, vingt et trente-deux grammes d'urée; neuf fois, entre seize et vingt; deux fois, seulement treize et quatorze grammes.

Le même rapport existe dans la pneumonie, la pleurésie, le rhumatisme articulaire aigu, la fièvre éruptive et la fièvre typhoïde. Quant à cette dernière, si quelques auteurs ont admis une diminution de l'urée, Andral fait observer que la diète à laquelle les malades sont soumis, agit sur l'urée en sens inverse de la fièvre. Il peut arriver dans une pyrexie qui se prolonge, que l'urée, sans cesser d'être éliminée en quantité considérable, diminue cependant, la température se maintenant au même degré. Il existe une maladie qui constitue une exception à la règle précédente, c'est la cirrhose du foie : dans des analyses d'urines, Andral a constaté une augmentation d'urée. Cette maladie, quoique apyrétique, se comporterait, sous ce rapport, comme les pyrexies. Andral se demande si on peut supposer dans ce cas, que les matières azotées de la bile, qui ne peuvent plus sortir du sang par le foie altéré, trouvent une voie supplémentaire d'élimination dans les reins; et il semble disposé à résoudre cette question par l'affirmative, se basant sur des expériences physiologiques qui démontrent une semblable solidarité entre les fonctions éliminatrices. On pourrait invoquer ici l'exemple des ovipares où, en présence d'un foie relativement peu développé — quelques-uns manquant de vésicule de fiel — les reins sont munis d'un double système veineux, — les veines rénales proprement dites, qui correspondent aux artères — et une veine rénale porte qui va se dégorger dans la veine porte hépatique. (*Système veineux de Jacobson.*) On sait l'énorme quantité d'urée et d'urates fournie par les oiseaux, et on ne saurait douter que ce ne soit un moyen de rafraîchissement chez des animaux où tout le corps n'est qu'un appareil combustoire.

Les recherches de l'hématologue français jettent un grand jour sur les pyrexies et les inflammations : elles font voir que le calorique animal est proportionnel à la quantité d'urée dans le sang. Or, les alcaloïdes, en augmentant les sécrétions rénale et cutanée, c'est-à-dire en favorisant l'élimination des principes azotés, font tomber la chaleur et le pouls, et, par conséquent, diminuent la fièvre et l'inflammation. La plupart des phlegmasies — même traumatiques — sont des fièvres localisées sous l'influence d'une cause occasionnelle. Ainsi quand la pleurésie, la pneumonie éclatent spontanément, c'est qu'il y a prédisposition, car la cause occasionnelle est souvent très-faible : c'est la goutte d'eau qui fait déborder le verre. Il en est de même dans le rhumatisme articulaire, et dans toutes les phlegmasies en général où les alcaloïdes font merveille.

Quand il y a pléthore, la saignée préalable favorise l'action des médicaments; loin donc d'enlever cette ressource à la thérapeutique, il faut l'appliquer partout où il est nécessaire. Innover n'est pas réagir : c'est ce que les esprits étroits ne comprennent point.

Mais si la saignée est nécessaire quand il y a pléthore ou surabondance de sang, il n'en est pas de même dans la leucocythémie, où les inflammations sont plus à redouter parce qu'elles ont lieu en raison, non des globules rouges, mais des globules blancs du sang. Si, par suite de la dégénérescence de nos populations la nécessité de la saignée générale est moins grande qu'autrefois, il ne faudrait pas ériger en système l'exclusion de ce moyen thérapeutique. On saigne pour dégager la circulation, n'importe la cause qui a produit l'embarras. Une pneumonie au début, avec grande oppression, nécessite l'ouverture de la veine. Les catharto-émétiques dans ce cas, ne sont jamais qu'un expédient; et ce serait un danger que de s'y fier exclusivement. Il en est de même des maladies aiguës du cœur, où Hufeland reproche à ses contemporains de ne plus saigner.

Nous n'excepterons même pas certains états adynamiques qui peuvent également réclamer les déplétions sanguines, non *soustractives,* mais *dérivatives,* en vue d'empêcher l'hypostase dans les organes nobles. Ainsi les phénomènes cérébraux, pneumoniques, abdominaux seront plus sûrement combattus après la saignée, par les calmants dynamiques. Par exemple, la morphine est plus efficace après la saignée qu'avant. Pour arriver aux stimulants et antipériodiques, on a également plus de facilité. Le véritable praticien est celui qui n'est pas exclusif.

En ce qui concerne les alcaloïdes, quand et comment faut-il les administrer? Ici le doute peut se présenter. Doit-on les donner dans l'état pyrétique, ou bien faut-il attendre l'apyrexie? Nous pensons que cela dépend des circonstances : ainsi quand le danger est imminent, et qu'une perte de temps serait mortelle, il faut donner les défervescents, *même au fort de la fièvre.* Et qu'on ne craigne pas d'augmenter ainsi la réaction, puisque les alcaloïdes font tomber le pouls et la chaleur. Le danger venant de l'excès du calorique, il faut y parer immédiatement.

Urologie.

Pour inspecter l'urine, pour y *lire la maladie*, il faut connaître ce liquide dans son état normal ou naturel, et dans son état anormal ou pathologique.

La couleur normale de l'urine est un jaune plus ou moins mélangé de rouge ; cette teinte est due à une matière colorante propre, et indique la santé : c'est-à-dire que tous les actes de végétation se font naturellement.

Cette coloration peut manquer, comme dans les pâles couleurs ou chloro-anémie ; c'est un indice qui vient à l'appui de tous les autres, et qui veut qu'on donne l'arséniate de strychnine et l'arséniate de fer.

De chaque 2 ou 3 granules par jour (ensemble).

Les urines foncées, hautes en couleur, indiquent un état d'échauffement qui exige l'emploi du sel de Sedlitz et de la digitaline.

Un granule toutes les deux heures.
Une cuillerée à café sel de Sedlitz dans un verre d'eau.

Si, au moyen du papier à réactif, on constate un

état acide très-marqué, on donnera l'acide benzoïque et le benzoate de soude.

De chaque un granule (ensemble), trois à quatre fois par jour. Le matin, sel de Sedlitz.

Si, au contraire, elles sont alcalines, c'est-à-dire renfermant une quantité considérable de carbonate d'ammoniaque (1), on donnera l'acide phosphorique et les boissons acidulées végétales. S'il existe un état typhoïde, on donnera l'hypophosphite de strychnine.

Un granule de demi-heure en demi-heure, jusqu'à ce que les urines aient perdu leur odeur ammoniacale.

Les colorations anormales de l'urine (verte, bleue, violette) indiquent un état ammoniacal. Elles sont dues à des décompositions qui ont lieu dans la vessie (uroglaucine, urrhodine). Il faut les traiter comme plus haut : par le sel de Sedlitz et les acides végétaux

L'urine peut être colorée en rouge par le sang (hématurie). Dans ce cas, il faut donner les acides minéraux, de préférence le perchlorure neutre.

Cinq à six gouttes dans un verre à liqueur, le matin, le midi et le soir.

Les urines peuvent présenter un dépôt comme du marc de café. Cela indique la décomposition des globules rouges au delà de la rate, c'est-à-dire dans le parenchyme rénal. Si le marc est très-abondant, au point de produire l'aglobulie du sang, il faut donner

(1) On constatera l'alcalinité des urines au moyen du papier de tournesol rougi par un acide, et qui reprend alors sa couleur bleue.

l'arséniate de fer et l'arséniate de strychnine. (Voir *Diathèses*.)

De chaque un granule (ensemble) 4 à 6 par jour.

Les urines lactescentes ou chyleuses (voir *Diathèses*) exigent les amers, tel que la quassine.

2 à 3 granules aux repas.

Albumine dans les urines. — 1° Quand on soupçonne de l'albumine dans les urines, il faut les traiter par l'acide nitrique : Si la quantité d'albumine est très-considérable, il se forme un abondant précipité blanc. Si la quantité est faible, on se sert d'une éprouvette, qu'on remplit aux deux tiers avec de l'urine, et on laisse couler le long de la paroi un peu d'acide, de manière à ce que le liquide se rassemble au fond. S'il y a de l'albumine, il se produit sur l'acide une couche trouble, nettement limitée sur ses deux faces.

2° On fait bouillir l'urine contenue dans l'éprouvette, à la lampe à esprit-de-vin, jusqu'à coagulation. Mais ce procédé peut donner lieu à des erreurs : ainsi l'urine peut se troubler par l'ébullition sans que pour cela elle renferme de l'albumine. Dans le plus grand nombre de cas, c'est le phosphate terreux (comme dans l'ostéo-malacie) ; ce qu'on reconnaitra en versant quelques gouttes d'acide sur le dépôt. On donnera alors les hypophosphites et phosphates de chaux.

Une douzaine de granules de chaque par jour.

Le trouble peut également dépendre du mucus : le

coagulum se dissipera, dans ce cas, au moyen de l'acide acétique ou chlorhydrique.

Si l'urine est alcaline, elle ne sera pas troublée par l'ébullition ; on doit donc toujours, avant de faire bouillir le liquide, essayer sa réaction : si elle bleuit le papier de tournesol rougi, il faut y verser quelques gouttes d'acide acétique.

Quelquefois, mais très-rarement, l'ébullition ne précipite point l'albumine dans l'urine : quand celle-ci renferme une certaine quantité d'acide chlorhydrique libre. Il faut alors neutraliser au moyen de la potasse (carbonate).

La présence de l'albumine dans les urines en dehors de toute maladie organique — du rein, du foie — indique un appauvrissement du sang, principalement de ses éléments salins et hématiques. Il faut donc y suppléer par un régime salin et les reconstituants : arséniate de strychnine, arséniate de fer.

De chaque un granule (ensemble), 4 à 6 par jour.

Fibrine dans les urines. — Elle se produit par exsudation : la fibrine du sang est convertie en gelée au moyen du carbonate d'ammoniaque. De petits caillots peuvent devenir la base de calculs.

Il faut, dans ce cas, donner les acides végétaux et l'hypophosphite de strychnine.

Cinq à six granules par jour.

La présence de la fibrine dans l'urine indique souvent une maladie organique des reins (maladie de Bright).

Graisse dans les urines. — L'urine présente quelquefois des yeux de graisse semblables à ceux du bouillon. C'est qu'en effet la graisse, qui n'a pas été brûlée dans l'économie, passe dans les urines. Cela s'observe également dans le traitement par l'huile de foie de morue (1). Il faut dans ce cas donner les toniques nervins, tel que l'arséniate de strychnine.

Quatre à six granules par jour.

Cela peut également dépendre d'une dégénérescence graisseuse des reins. Il faudra toujours insister sur les toniques.

Sucre dans les urines. — Pour découvrir le sucre dans l'urine on peut la faire bouillir dans une cuiller en argent jusqu'à consistance sirupeuse; on peut encore se servir de la polarisation.

Il faut également peser l'urine pour reconnaître sa densité.

Comme le dosage est long et difficile, le médecin, auquel il suffira de savoir approximativement combien une urine diabétique contient de sucre, pourra se servir du procédé suivant, basé sur ce fait : qu'une urine sucrée bouillie avec de la potasse caustique, prend une couleur brun-jaune ; et que par l'intensité de la coloration et à l'aide d'une échelle de couleurs on peut juger de la quantité de sucre. Pour établir cette échelle on dissout dans 40 ou 50 c. c. d'eau une quantité pesée

(1) M. Cl. Bernard a vu sur des chiens nourris avec une grande quantité de graisse, cette substance passer dans l'urine.

(environ 2 grammes) de sucre de raisin bien desséché, on ajoute à peu près un volume double d'une lessive de potasse assez concentrée, et l'on fait bouillir pendant 10 à 15 minutes. Après le refroidissement, on ajoute au liquide brun-foncé, autant d'eau qu'il en faut pour que chaque centimètre cube du mélange renferme 10 milligrammes de sucre. Avec ce liquide, on forme une échelle de couleur (une échelle d'un petit nombre de degrés est suffisante). On se servira de tubes d'essai ordinaires; autant que possible du même diamètre dans toute leur longueur. On remplit le premier de ces tubes d'un mélange formé d'une partie du liquide sucré et de neuf parties d'eau; contenant, par conséquent, 4 milligrammes de sucre par 10 c. c. On remplit le second tube avec ce même mélange, et l'on ajoute un égal volume d'eau. On obtient alors un degré de l'échelle contenant 5 milligrammes de sucre par 10 c. c. Dans un troisième tube, puis dans un quatrième et un cinquième, on verse des liquides qui, par 10 c. c., renferment 3, 2 et 1 milligrammes de sucre, etc. L'on prépare ainsi une échelle composée de 10 à 12 degrés; l'on choisit pour cela de gros tubes de verre aussi semblables que possible ; on obtiendra ainsi des résultats très-exacts. On fait donc bouillir une quantité mesurée (environ 5 c. c. pour les urines qu'on suppose riches en sucre et 10 c. c. pour celles qu'on croit n'en renfermer qu'une petite quantité) de l'urine à essayer, avec le double de son volume de lessive de potasse; après refroidissement, on verse le liquide dans un tube de verre semblable à ceux de l'échelle, et l'on ajoute de l'eau jusqu'à ce que la couleur se rencontre avec celle d'un des degrés de l'échelle. Puisqu'on connaît la richesse en sucre du degré de l'échelle, on peut calculer facilement celle de l'urine. Cette méthode n'exige que quelques minutes; toutefois l'échelle ne se maintient pas pendant longtemps; mais le liquide se conservant dans un endroit frais et obscur, on peut renouveler l'échelle à volonté.

Nous avons dit que le sucre dans l'urine ou dans les tissus (diabète sucré ou non sucré) indique un défaut de combustion qui exige les nervins : acide phosphorique et arséniate de strychnine et un régime salin.

—

Sédiments des urines. — Sédiments cristallins. — 1° *Acide urique et urates.* — L'acide urique est un élément normal de l'urine, mais il n'est soluble dans ce liquide que pour autant qu'il n'y soit point en excès.

L'acide urique ne se trouve, comme sédiment, que dans les urines fortement acides, et presque toujours il coexiste avec les urates. A l'état de sédiment, il n'est jamais incolore, mais jaune pâle, ordinairement foncé, rouge-orange ou brun, d'après le degré d'acidité. Même à l'œil nu, on peut reconnaître son état cristallin (en prismes rhomboïdaux).

Les sédiments uratés ont une couleur fort variable : blanc-gris, blanc, rouge-rose, rouge-brun ou rouge-pourpre. Ils sont solubles dans l'eau chaude; il est donc facile de les séparer de l'acide urique en chauffant l'urine et en la filtrant.

Les sédiments uratés indiquent un état fébrile et

exigent un traitement rafraîchissant : sel de Sedlitz : acaloïdes, aconitine, vératrine.

De chaque un granule, de demi-heure en demi-heure, jusqu'à effervescence.

L'excès d'acide urique est propre aux diathèses goutteuse et rhumatismale. (Voir ces diathèses.)

2° *Acide oxalique et oxalates.* — L'acide oxalique ne se rencontre dans les urines qu'à l'état d'oxalate de chaux. Celui-ci peut donner lieu à des calculs muraux, comme nous l'avons dit plus haut. (Voir *Diathèses.*)

Les cristaux ont une forme d'enveloppe de lettre, et pourraient être confondus avec le sel marin ; mais la solubilité de ce dernier fait qu'il ne se rencontre jamais à l'état cristallisé dans l'urine.

Les cristaux d'oxalate de chaux sont solubles, en assez grande proportion, dans le phosphate acide de soude. On peut profiter de cette circonstance pour l'emploi de l'acide phosphorique dans l'oxalurie. On prescrira donc une limonade composée d'une partie d'acide phosphorique et de quatre parties sirop de framboises. Nous avons dit que l'oxalurie provient souvent d'une alimentation trop sucrée. (Voir *Diathèses.*)

3° *Phosphates terreux.* — Ces sédiments se composent de phosphate de chaux et de phosphate ammoniaco-magnésien. Très-rarement on les rencontre seuls ; le plus souvent réunis. A cause de leur solubilité dans les acides — même faibles — on ne les trouve que dans les urines alcalines par suite d'une fermentation dans la vessie, dans les uretères ou les bassinets, où ils forment quelquefois des calculs ramifiés.

Les cristaux ammoniaco-magnésiens apparaissent dans les urines alcalines sous la même forme que l'oxalate de chaux, mais ils s'en distinguent en ce qu'ils se laissent dissoudre dans une solution d'acide acétique, qui attaque peu ou point l'oxalate de chaux.

Les urines ammoniaco-magnésiennes exigent l'emploi des boissons et des aliments relevés au moyen du vinaigre, qui convient surtout à ce genre de calculs.

Le phosphate de chaux se présente sous forme d'une poudre amorphe; il est insoluble dans l'eau, soluble dans les acides, même l'acide acétique, il est précipité à l'état amorphe de ces dissolutions par les alcalis. Il ne se rencontre que dans l'urine faiblement acide, neutre ou alcaline.

La présence des sédiments terreux dans les urines indique toujours un état de suralcalinité de ces dernières, qu'il faut corriger par les eaux minérales acidules gazeuses : de Selz, Carlsbad, de Vals, mais surtout par un régime rafraîchissant (sel Sedlitz).

4° *Chlorures. — Chlorure de sodium ou sel marin dans les urines.* — La quantité de sel marin éliminée avec les urines varie d'après les personnes, et aux différents moments de la journée. Nigra a fait connaître des observations sur huit individus. La quantité de chlore éliminée en vingt-quatre heures s'élève en moyenne à 10 grammes 46, ce qui correspond à 17 grammes 5 de chlorure de sodium. C'est dans l'après-midi que l'élimination du chlore est la plus considérable, mais elle diminue beaucoup la nuit et s'élève de nouveau le matin. L'exercice actif l'augmente; un trouble de la santé, même léger, la diminue. La proportion de chlore augmente quand on boit de grandes quantités d'eau, mais diminue avec d'autant plus de rapidité. Dans plusieurs maladies, la quantité du sel marin contenue dans les urines est considérablement diminuée, surtout dans les exsudations abondantes formées aux dépens du sang. Dans la pneumonie, il descend jusqu'au minimum. Quand les urines sont privées de sel marin, elles fermentent et des productions parasitaires s'y forment.

D'après tout cela, on comprend combien le sel marin est nécessaire à l'économie, non-seulement pour la nutrition progressive, mais surtout pour la nutrition régressive, puisqu'il met le corps à l'abri des fermentations.

TABLEAUX SYNOPTIQUES

Incontinence spermatique (spermatorrhée).

SUJET — SYMPTÔMES.	TRAITEMENT	OBSERVATIONS.
23 ans. — Habitude vicieuse, Pertes involontaires la nuit, Sensibilité anormale de la colonne vertébrale, surtout à la nuque et aux lombes. Rêves érotiques, Réveils subits, Peau chaude, Pouls petit, accéléré, Amaigrissement, Affaiblissement des facultés intellectuelles, Prostration générale.	Granules Cicutine, Acide phosphorique et Sulfate de strychnine, 4 de chaque par jour (ensemble). Le soir, au coucher, un granule atropine. Régime tonique, lotions froides le matin, sel de Sedlitz.	Ce traitement, continué pendant quinze jours, a amené dès le sixième jour une diminution notable des symptômes. Le malade a été envoyé à la campagne pour se remettre entièrement.

Nota.— Dans l'antiquité, les prêtres, pour observer la continence, prenaient chaque soir une certaine dose de ciguë, parce que cette plante diminue l'excitation de la moelle épinière et des organes sexuels. De nos jours, on a préconisé l'*Agnus castus*. Nous ne saurions affirmer jusqu'à quel point cette plante est efficace dans ce but.

Impuissance.

SUJET — SYMPTÔMES.	TRAITEMENT.	OBSERVATIONS.
48 ans. — Fourmillement dans les membres inférieurs, Sensation de chaleur dans le dos, Désirs vénériens, Erections non persistantes, Bourses flasques. Tristesse, idées de suicide.	Granul. acide phosphorique et arséniate de strychnine. 2 granules de chaque, le soir. Lotions froides le matin, sel Sedlitz. Régime salin.	Ce traitement a été continué pendant deux mois. Au bout de ce temps, les organes sexuels ont repris leur turgescence.

NOTA — Le sel marin ou chlorure de sodium, a été considéré de tout temps comme prolifère. On peut lire, à ce sujet, la *Symposiaque* de Plutarque, où il agite la question : « Pourquoi il était défendu aux prêtres égyptiens de prendre du sel avec leurs aliments. » Dans les œuvres de Bernard de Palissy, on trouve une dissertation analogue : « Comment il se fait que les femelles de souris, dans les navires chargés de sel, deviennent fécondes sans l'intervention des mâles. » Le sel commun a pour effet de favoriser l'élaboration des matières albuminoïdes, par conséquent du sperme. La femme, également, n'est apte à concevoir que pour autant que ses sécrétions présentent un certain degré de salinité. Ce qui a fait dire à Montaigne : « La beauté de la femme ne doit être ni fade, ni morne, mais assaisonnée de grâce décevante. »

Hémoptysie.

SUJET — SYMPTÔMES.	TRAITEMENT.	OBSERVATIONS.
24 ans. — Oppression, Toux saccadée, Crachement de sang à gros bouillons, Peau sèche, Pommettes rouges, Face turgescente, Pouls dur (125), Sentiment de bouillonnement dans la poitrine.	Aconitine, Digitaline, Ergotine, de chaque 1 granule (ensemble), de demi-heure en demi-heure. Application de glace sur la poitrine. Sel Sedlitz. Boissons acidulées. Hydro - ferro - cyanate de quinine.	Ce traitement a été continué pendant 24 heures. Le pouls s'est détendu et est tombé à 95. La toux s'est calmée et l'expulsion sanguine a cessé. Pour empêcher le retour de l'hémoptysie.

NOTA. — On sait que la quinine a une action excito-motrice très-marquée sur les capillaires et arrête la transsudation sanguine. Mais elle agit principalement comme fébrifuge ou décongestionnant. Les hémorrhagies non-traumatiques sont, en général, périodiques, comme les menstrues. C'est parce que le sang est appelé en plus grande quantité sur un point qu'il s'y arrête et transsude à travers les parois des vaisseaux, sans qu'il y ait nécessairement pour cela ulcération ou déchirure. Quand l'hémorrhagie est supplétive, il n'y a simplement qu'à la modérer si elle est trop forte. L'aconitine est surtout utile dans ces cas. La saignée serait indiquée si le pouls restait dur et que l'oppression augmentât.

Rhumatisme articulaire aigu.

SUJET — SYMPTÔMES.	TRAITEMENT.	OBSERVATIONS.
36 ans. — Fièvre et douleurs articulaires persistantes, Douleurs violentes dans l'articulation sterno-claviculaire droite, Oppression.	Vératrine } Aconitine } Digitaline } Arsén. strychnine } alternativement un granule de chaque de demi-heure en demi-heure.	Ce traitement a été continué pendant 36 heures, les symptômes se sont amendés, une abondante diurèse s'est déclarée.
Pouls dur (120), chaleur, 40 2/5°.	Le soir, 2 granules chlorhydrate de morphine et une potion au chloral.	Contre l'insomnie.
	Hydro-ferro-cyanate de quinine.	Pour empêcher les accès.

Nota. — On a vanté, non sans raison, l'efficacité de la vératrine dans les affections articulaires aiguës; en y joignant l'aconitine, on calme à la fois l'éréthisme nerveux et l'orgasme vasculaire. Rarement on est obligé de pousser la dose au delà de 10 à 12 granules endéans les douze heures. Les douleurs articulaires sternales ont amené de l'oppression, à cause du voisinage du cœur et des poumons : il était donc nécessaire d'ajouter à la vératrine et à l'aconitine, la digitaline et la strychnine (arséniate).

Le rhumatisme articulaire aigu, comme le dit Hufeland, est une irritation antagoniste, provoquée par la suppression de la perspiration cutanée; de sorte qu'il y a là deux caractères : l'un, dynamique (irritation, destruction d'équilibre des forces); l'autre, matériel (matière de la transpiration retenue. (Voir *Diathèse goutteuse, rhumatismale.*)

L'hydro-ferro-cyanate de quinine est toujours nécessaire dans ces cas pour empêcher les accès.

Cystite traumatique.

SUJET — SYMPTÔMES.	TRAITEMENT.	OBSERVATIONS.
29 ans. — Violente contusion de l'hypogastre, Pâleur, Froid général, Hypogastre tendu et mat, Urines mêlées de sang.	Hydro-ferro-cyanate de quinine (2 gran. de demi-heure en demi-heure). Le soir, arséniate de strychnine (1 granule).	Contre la prostration nerveuse et comme antihémorrhagique. Ce traitement a été institué pendant un jour.
Réaction, Pouls 110. Chaleur, 40°, Hypogastre douloureux, Urines ammoniacales.	Vératrine, Aconitine, Digitaline (de chaque un granule d'heure en heure).	Contre la réaction survenue le lendemain.
Frissons irréguliers, Alternatives de chaleur et de froid.	Arséniate de quinine (2 gran. d'heure en heure).	Contre le retour des accès.

NOTA. — L'arséniate de quinine est un calmant du grand sympathique; on sait que les irritations des voies urinaires déterminent une fièvre d'accès souvent mortelle; dans ces cas, on trouve les ganglions des plexus nerveux hypérémiés et ramollis. Il est donc important de prévenir ces accès. Dans les affections traumatiques des voies urinaires, on ne peut donc jamais se dispenser d'administrer la quinine, sous forme de sulfate, d'hydro-ferro-cyanate ou d'arséniate.

Péritonite puerpérale.

SUJET — SYMPTÔMES.	TRAITEMENT.	OBSERVATIONS.
22 ans. — 3e jour de couches. Malaise général, Frissons irréguliers, Pouls petit à 100, Ventre légèrement météorisé, Seins flasques, Prostration.	Hydro-ferro-cyanate de quinine (1 gran. de demi-heure en demi-heure). Boissons rafraîchissantes. Bandage ouaté.	Contre les frissons.
Réaction, Chaleur, 40° c., Pouls, 120.	Aconitine, Vératrine (1 granule de chaque (ensemble) de demi-heure en demi-heure).	Contre la fièvre aiguë.

Suite du tableau précédent.

SUJET — SYMPTÔMES.	TRAITEMENT.	OBSERVATIONS.
Vomissement de matières verdâtres.	Lavage intestinal au sel de Sedlitz. Continuation de l'aconitine et de la vératrine.	
Chaleur de la peau moins mordicante, Pouls 117. Le hoquet a disparu. Urines rares, ammoniacales.	Lavements émollients, Digitaline. Hydro-ferro-cyanate de quinine.	Contre les accès.

Nota. — La péritonite puerpérale étant une affection prostrative ou sidérative, il faut, au début, administrer l'hydro-ferro-cyanate de quinine; puis, la réaction étant abattue, par les alcaloïdes défervescents : aconitine, vératrine, digitaline, revenir encore à la quinine. Le lavage du tube intestinal est nécessaire à cause des matières verdâtres qui ne tarderaient point à entrer en fermentation.

Fièvre coxalgique.

SUJET — SYMPTÔMES.	TRAITEMENT.	OBSERVATIONS.
16 ans. — Douleur vive dans la hanche gauche, Fièvre, Pouls, 120, Chaleur, 39 2/5°; Cuisse émaciée et allongée.	Digitaline, Sulfate de strychnine (de chaque 1 gran. d'heure en heure).	Pour empêcher l'épanchement dans l'articulation et l'allongement du membre
Persistance de la fièvre, Chaleur, 40° c.	Aconitine, Vératrine (1 gran. de chaque de demi-heure en demi-heure).	Applicat. d'un caustique de pâte de Vienne de chaque côté du trochanter (*).
Cessation de la fièvre.	Hydro-ferro-cyanate de quinine.	

Nota. — L'allongement du membre dans la coxalgie, n'est pas toujours un signe d'arthrocace, mais plutôt de paralysie. Il faut donc administrer la strychnine, car le tiraillement des muscles et des nerfs augmenterait la fièvre.

(*) L'application du caustique de Vienne a pour effet de prévenir la luxation spontanée.

Pleurésie.

SUJET — SYMPTÔMES.	TRAITEMENT.	OBSERVATIONS.
23 ans. — Point pleurétique au côté gauche, à la hauteur du cinquième intervalle costal, Toux saccadée, sèche, Pouls vif, serré, 120, Chaleur, 41° c.	Cicutine, Vératrine, (de chaque un gran. de demi-heure en demi-heure), Ventouses scarifiées, Immobilisation du thorax, Sel Sedlitz.	Ce traitement est continué pendant deux jours.
Dyspnée, Matité.	Arséniate de strychnine, Digitaline, Arséniate de soude, Sel Sedlitz.	3e jour. — Contre l'épanchement, pendant trois jours.
Pouls petit, irrégulier, Oscillation de la température matinale (39°) et vespérale (41° c.).	Hydro-ferro-cyanate de quinine (un granule de demi-heure en demi-heure).	9e jour. — Contre les accès, pendant deux jours.
Résolution complète.	Quassine (4 gran. par jour).	12e jour. — Pour activer les forces digestives.

Nota. — Dans la pleurésie, le traitement ne saurait être assez actif à cause de la marche rapide de la maladie. Les saignées à outrance et les contro-stimulants ne font souvent qu'ajouter à la débilité générale et précipiter l'épanchement, à cause de la chloro-anémie.

Bronchite capillaire.

SUJET — SYMPTÔMES.	TRAITEMENT.	OBSERVATIONS.
18 ans. — Toux sèche, douleur rétro-sternale, difficulté à l'inspiration, Fièvre; Pouls, 96° c., Chaleur, 38 3/4°.	Sangsues, Émollients, Aconitine, Hyosciamine, Strychnine (de chaque 1 granule de demi-heure en demi-heure).	
Respiration sifflante, Râles secs, Urines rares.	Sel Sedlitz, Arséniate de strychnine, de soude, Hyosciamine, Digitaline (de chaque 1 granule (ensemble) d'heure en heure).	Contre l'engorgement pulmonaire.

Suite du tableau précédent.

SUJET — SYMPTÔMES.	TRAITEMENT.	OBSERVATIONS.
Accès fébrile le soir.	Hydro-ferro-cyanate de quinine (12 granules) (*).	Dans la journée.
	Codéine (3 gran.)	Le soir.
Résolution le 10e jour.	—	

Nota. — Dans la bronchite capillaire, il y a, en même temps, spasme des bronches et engouement pulmonaire. Il faut donc employer à la fois l'hyosciamine et la strychnine, afin d'éviter que la bronchite ne devienne suffocante.

(*) La bronchite aiguë, dans sa deuxième période, procède par accès. Si on ne donnait l'hydro-ferro-cyanate de quinine, il n'est pas douteux que la maladie se terminerait par l'œdème aigu du poumon et la mort.

Pneumonie.

SUJET — SYMPTÔMES.	TRAITEMENT.	OBSERVATIONS.
36 ans. — Forte oppression, Toux pénible, Douleur gravative à la partie moyenne du thorax, Expectoration rouillée, Fièvre, Pouls dur (96), Face injectée, Céphalalgie, Chaleur, 40°.	Saignée générale, Vératrine, Arséniate de strychnine (de chaque 1 gran. de demi-heure en demi-heure), Sel Sedlitz.	Contre l'engouement pulmonaire.
Engorgement pulmonaire, Râle sub-crépitant, Engorgement du foie, Congestion des reins, Albuminurie.	Arséniate de soude, Digitaline, Quassine, (de chaque 3 granules par jour (3 par 3), Sel Sedlitz.	6e jour. — **Contre** l'hépatisation.

Nota. — La strychnine, au début de la pneumonie, est d'autant plus nécessaire que les poumons s'engouent très-vite. Les lésions anatomo-pathologiques, qu'on met sur le compte de la maladie, sont dues à la stase sanguine et aux transsudations. On sait aujourd'hui comment ces exsudats s'organisent : le plasma contient une foule de globules blancs ou leucocythes, susceptibles de subir une transformation histologique. Le tissu pulmonaire prend ainsi une densité incompatible avec sa fonction, qui exige la perméabilité. C'est pourquoi, dans la deuxième période de la pneumonie, il faut donner l'arséniate de soude.

Méningite cérébrale.

SUJET — SYMPTÔMES.	TRAITEMENT.	OBSERVATIONS.
8 ans. — *Prodromes* : Malaise, Dérangement des voies gastriques, Etat bilieux, Constipation, Douleurs dans les membres et les articulations.	Sel Sedlitz. Vératrine, aconitine (un granule de quart d'heure en quart d'heure).	Pour rafraîchir le corps. Pour faire tomber la fièvre.
Période d'invasion : Céphalalgie vive, Insomnie, Rêvasseries, Peau brûlante (14°-41°c.) Face pâle, Pouls vif, serré (120).	Strychnine (sulfate), Arséniate de caféine (un granule de chaque de quart d'heure en quart d'heure (3 par 3).	Contre la paralysie cérébrale.
Spasmes, Convulsions toniques (*trismus, opisthotonos*).	Strychnine, Hyoscíamine, Arséniate de soude (un granule de chaque de demi-heure en demi-heure comme résolutif).	

Nota. — La paralysie cérébrale précède la paralysie générale, c'est donc la première qu'il faut prévenir par la strychnine. Les douleurs cérébrales étant de nature névralgique, à la strychnine il faut associer la caféine.

Méningite tuberculeuse.

SUJET — SYMPTÔMES.	TRAITEMENT.	OBSERVATIONS.
10 ans. — *Invasion* : Douleurs vives à la nuque, Strabisme, Pupilles contractées, Convulsions unilatérales, Insomnie,	Granules hydro-ferro-cyan. de quinine, Gran. acide phosph., Gran. sulfate strychnine (1 de chaque de	Contre le spasme cérébral et les accès nerveux.

Suite du tableau précédent.

SUJET — SYMPTÔMES.	TRAITEMENT.	OBSERVATIONS.
Rêvasseries, Cris perçants, Fièvre(40°), Pouls petit, accéléré, Frissons irréguliers, Vomissements.	demi-heure en demi-heure). Sel Sedlitz.	Contre la paralysie cérébrale.
Ralentissem. du pouls, Abaissement de la température, Selles et urines involontaires, Affaissement cérébral, Mort.	Arséniate de strychnine (1 granule de demi-heure en demi-heure).	

NOTA. — La méningite tuberculeuse est généralement mortelle; ou si on parvient à l'enrayer, elle se termine par l'hydrocéphalie, l'idiotie, les convulsions épileptiformes. Cependant, le médecin est obligé d'employer tous les moyens que la science met à sa disposition.

Myélite.

SUJET — SYMPTÔMES.	TRAITEMENT.	OBSERVATIONS.
36 ans. — Sensibilité tactile exagérée, surtout dans les membres inférieurs, Secousses douloureuses irradiant le long des nerfs spinaux, Fourmillements, Sensations érotiques (cette période peut se prolonger pendant un temps assez long).	Granules arséniate de soude, Granules cicutine (1 granule de chaque quatre fois par jour).	Pour modifier la sensibilité et la nutrition de la moelle épinière.
	Camphre bromé (1 gran. matin et soir).	Contre les excitations génésiques.
Affaiblissem. des mouvements, Insuffisance nerveuse : Dyspnée, Dysphagie, Dysurie, etc.	Arséniate de strychnine (3 granules par jour).	Pour réveiller l'innervation.

NOTA. — La sclérose étant la conséquence de la myélite, on comprend que les incitants vitaux ou dynamiques sont impuissants dans cette dernière période de la maladie. Cependant, comme tout le segment de la moelle peut ne pas être entrepris, le traitement par les arséniates peut encore être continué. On doit, dans ce cas, recourir aux excitants externes : moxa, repassage. Cependant, il faut être très-prudent à cause des congestions qui pourraient se faire sur la moelle déjà hypérémiée.

Névrites — Névralgies.

PÉRIODES — SYMPTÔMES.	TRAITEMENT.	OBSERVATIONS.
1re période. — Douleurs tensives ou lancinantes le long du nerf attaqué, Pouls plus fort du côté souffrant, Fièvre névralgique, procédant par accès.	Arséniate de soude, Arséniate de quinine, Aconitine (1 gran. de chaque (3 par 3) quatre fois par jour).	Pour modifier la nutrition et la sensibilité du nerf.
2e période. — Affaiblissement graduel de la partie atteinte, Ataxie locomotrice.	Arsén. de strychnine, Arsén. de fer, Arséniate d'antimoine (3 à 4 granules par jour).	Contre l'anémie. Contre la diathèse rhumatismale.

Nota. — C'est cette diathèse qui produit le plus souvent les névrites ou névralgies ; aussi, faut-il, avant tout, chercher à modifier la nutrition du nerf malade. L'arséniate d'antimoine doit donc être donné de préférence dans ce cas. Il a particulièrement pour effet d'activer l'absorption interstitielle et d'empêcher ainsi la sclérose ou l'hypertrophie de la substance intercellulaire, avec atrophie des éléments histologiques normaux.

Ophthalmies.

GENRE.	SYMPTÔMES.	TRAITEMENT.	OBSERVATIONS.
Conjonctivale.	Larmoiement, Douleur gravative, Fièvre d'accès.	Granul. hydro-ferro-cyanate de quinine, Emollients. Puis constringents, Zinc, Tannin.	Contre la fièvre d'accès. Contre le relâchement du tissu.

Suite du tableau précédent.

GENRE.	SYMPTÔMES.	TRAITEMENT.	OBSERVATIONS.
Scléroticale.	Douleurs vives, térébrantes, Photophobie.	Arsén. de soude, Vératrine, Aconitine (1 granule de chaque d'heure en heure).	Pour modifier la nutrition et la sensibilité.
Iridienne.	Douleurs sus-orbitaires, Déformation de la pupille, Vomissements.	Atropine, Vératrine. Iodure mercuriel.	Contre le spasme et la congestion. Contre la syphilis.
Choroïdienne.	Déformat. des images, Amblyopie.	Arsén. de soude, Sel Sedlitz.	Contre l'état hémorroïdal.
Rétinienne.	Bluettes, Scintillem^ts, Points noirs, Amaurose.	Acide phosphorique, Sulfate de strychnine (jusqu'à 20 granules par jour, progressivement).	Excitants diffusibles. Ammoniaque.

NOTA. — La localisation anatomique ou par tissus, est ici très importante afin de déterminer le traitement.

Laryngite.

GENRE.	SYMPTÔMES.	TRAITEMENT.	OBSERVATIONS.
Simple.	Douleur du larynx, à la pression, Voix enrouée, Toux sèche, spasmodiq., Accès fébrile le soir.	Aconitine, Hydro-ferro-cyan. de quinine (1 granule de chaque de demi-heure en demi-heure).	Pour empêcher les exsudations.

Suite du tableau précédent.

GENRE.	SYMPTÔMES.	TRAITEMENT.	OBSERVATIONS.
Croupale.	Malaise, Anxiété, Respiration sifflante, Toux métallique, Pâleur du visage, en dehors des accès, Pouls petit, Dyspnée.	Granul. arsén. de strychnine et de quinine (1 granule de demi-heure en demi-heure). Sulfure de calcium.	Contre les accès asphyxiques. Contre la diphthérie.

Nota. — La laryngite croupale semble être due à des organites ou microphytes du genre des oïdiums. Il en est de même dans la coqueluche, qui est une laryngite à accès ou quintes, et qui s'apaise sous l'influence de l'aconitine, de l'hydro-ferro-cyanate de quinine, et que le sulfure de calcium modifie avantageusement, de manière à rendre les quintes moins fatigantes.

Hépatite.

SUJET — SYMPTÔMES	TRAITEMENT.	OBSERVATIONS.
46 ans. — Douleur vive, augmentée par le contact superficiel, irradiant vers l'épaule et l'aine droite, Douleurs profondes, gravatives, Teint ictérique, Vomissements, Constipation, Selles argileuses, Fièvre d'accès.	Bains émollients, Ventouses, Sangsues, Vératrine (1 granule de demi-heure en demi-heure). Sel Sedlitz. Podophyllin (1 à 2 gran. par jour), Quassine, Hyosciamine (de chaque 1 gran. aux repas.) Arséniate de quinine.	Contre les démangeaisons de la peau. Comme rafraîchissant. Contre l'ictère et la constipation. Contre la fièvre d'accès.

Nota. — L'hépatite a pour effet de frapper le foie de torpeur, et, par conséquent, d'être cause de cholémie; celle-ci est caractérisée par une dépression du pouls et de la chaleur, et souvent est cause de fièvres d'accès très-rebelles. Dans les pays marécageux, l'hépatite est très-fréquente à cause de la diathèse palustre. La quassine, l'arséniate de quinine, contre la diathèse, et l'hyosciamine contre le spasme ictérique, sont les moyens indiqués dans l'espèce.

Néphrite.

GENRE.	SYMPTÔMES.	TRAITEMENT.	OBSERVATIONS.
Interstitielle.	Douleurs rénales, Urines rares et foncées, Fièvre intense (41°c) Vomissem^ts^, rétraction du testicule.	Granul. arsén. de soude, Cicutine, Atropine (de chaque 1 granule d'heure en heure).	Contre la douleur et le spasme.
Albuminurique.	Fièvre, Convulsions éclamptiformes, Urines albumineuses. Tendance à l'hydropisie.	Vératrine, Arséniate de fer (1 gran. de chaque d'heure en heure).	Contre la fièvre anémique.
Glycosurique.	Tiraillements dans les reins et le long de la colonne vertébrale, Urines copieuses (sucrées ou non), Soif intense. Peau chaude et sèche, Marasme, Consomption.	Régime salin, Arséniate de fer, Digitaline. Arséniate d'antimoine.	Contre l'accès: Contre les douleurs musculaires.

NOTA. — Les doses que nous indiquons dans ces tableaux — comme, du reste, dans tout le cours du Manuel, — n'ont rien d'absolu. C'est au médecin à juger jusqu'où il peut et doit aller. Dans les maladies aiguës, il faut toujours agir coup sur coup; dans les maladies chroniques, il faut aller graduellement, laissant à l'absorption éliminatrice le temps de se faire. Nous disons *éliminatrice*, parce que les produits morbides, pour être éliminés, doivent d'abord rentrer dans le torrent circulatoire. Nous exceptons les catalyses et les décompositions chimiques qui ont lieu directement dans le sang, et dont les vaisseaux sécréteurs sont en quelque sorte les serpentins : comme les reins, par exemple. Mais, quoi qu'il en soit de ces opérations chimiques, il faut toujours l'intervention de la vitalité. Stahl était dans le vrai quand pour expliquer l'iatro-chimie de son temps, il invoqua les esprits vitaux. C'était, du reste, l'opinion de tous les grands médecins de l'antiquité, même de Galien, malgré son humorisme. En tout et partout, il faut donc les incitants vitaux. Prenons les côlites ou obstructions intestinales, qui peuvent aller jusqu'au *miserere :* employer des agents physiques, tels que le mercure coulant et les huileux, sans recourir en même temps aux agents dynamiques, tels que la strychnine et l'hyosciamine, serait donner une piètre preuve de sa science médicale ; ou plutôt ce serait faire œuvre d'égoutier.

B.

TRAITEMENT DES BLESSÉS

Aujourd'hui, tout médecin est chirurgien. Sans se livrer à ces grandes opérations qui sont du ressort des spécialistes, il doit pouvoir donner ses soins dans les cas ordinaires, et les conduire de manière à prévenir les complications.

Car ce n'est pas tant l'accident qui est cause de la mort qu'un traitement inintelligent ou banal.

Tous les jours nous voyons des individus atteints de plaies graves, d'autres ayant subi de terribles opérations, et qui cependant échappent à la mort par des pansements méthodiques et une médication vitale ou dynamique. (Car en chirurgie, comme en médecine, rien ne dépend du hasard ; il n'y a pas de chirurgiens heureux, et d'autres malheureux ; comme à la guerre, la victoire appartient à celui qui a su tout prévoir. L'art de guérir est une bataille continuelle contre la maladie.)

Nous devons donc considérer dans le traitement des blessés les moyens *externes* ou les pansements, et les moyens *internes* ou le régime et les médicaments.

MOYENS EXTERNES. — PANSEMENTS.

On connaît la devise d'Ambroise Paré :

« Je les pançai et Dieu les guérit. »

Le fait est que si le grand chirurgien n'avait donné tant de soins à ses blessés, fort peu auraient guéri. Appelé au siége de Metz, sa présence fut un véritable ravitaillement moral : la troupe reprit courage, et le siége dut être levé par les assaillants.

Admirable résultat de la science! Car il ne s'agissait pas seulement d'influence morale : le soldat savait que blessé, il trouverait secours, et que le traitement ne serait pas pire que la blessure même.

Avant Ambroise Paré — en effet — les plaies d'armes à feu ou d'arquebuse — comme on les nommait — étaient traitées à l'huile bouillante et bourrées d'étoupes (1).

—

Le pansement des blessés doit consister, avant tout, à empêcher l'infection putride : la plaie la plus simple s'envenime quand elle n'est pas bien soignée.

Les animaux se guérissent de leurs plaies en les léchant : la salive, qui est un liquide légèrement al-

(1) Nous renvoyons à la brillante étude de Malgaigne, qui n'eut de bienveillance qu'à propos de son auteur favori — car il n'était pas bon pour tout le monde. Nous nous rappelons certains numéros de son journal, où pour avoir introduit les appareils ouatés en chirurgie, il nous traita de thaumaturge. — Ce qui n'a pas empêché ces appareils de faire des *miracles*, et *certains* chirurgiens d'en usurper la paternité

calin, empêche la plaie de tarir, et de s'enflammer. Ce n'est donc pas tant l'air qui irrite les plaies, que son action desséchante... Les phthisiques, quand on leur fait respirer un air chaud et humide, toussent moins. Ils se sentent soulagés quand à cet air on mêle des vapeurs balsamiques.

Toute plaie récente peut donc se traiter à l'eau tiède; mais à cause de l'évaporation, le froid la saisit, et celui-ci devient ainsi une cause d'irritation, qui se produit sous forme de fièvre et d'accidents nerveux *(tétanos)*.

Mieux vaut donc renfermer la plaie dans un milieu vaporeux et émollient. C'est ce qu'on obtient en la recouvrant d'un taffetas gommé, et d'une couche épaisse d'ouate.

—

Quand la plaie est contuse, il faut la panser à l'huile de lin phéniquée, dans la proportion de deux pour cent. On empêchera ainsi la putréfaction, et on diminuera la suppuration. Il est certain que les plaies pansées d'après la méthode de Lister entrent rapidement en cicatrisation (1).

(1) Le microscope nous en donne le motif. Quand on observe à une forte loupe une plaie récente, on y voit apparaître une foule de corpuscules. — Si on place un de ces petits corps sous la lentille, on aperçoit que ce sont des corps vivants, c'est-à-dire animés de mouvement propre ou amyboïde. En mêlant une goutelette microscopique d'huile phéniquée au milieu aqueux dans lequel le corpuscule se meut, on le voit bientôt cesser ses mouvements et mourir. C'est la même expérience que celle que l'on peut faire avec l'acare de la gale, au moyen de l'huile de térébenthine. Tous les corps fortement odorants, comme les huiles essentielles, tuent les parasites. Il est probable que c'est par

Le pansement de Lister consiste : 1° à laver soigneusement la plaie à l'eau phéniquée, de manière à en exprimer tout le sang et exsudats qui pourraient donner lieu à la putréfaction; 2° à en rapprocher, autant que possible, les lèvres et à les couvrir d'un taffetas gommé ou *protective;* à matelasser de plusieurs couches de molleton ou *lint*, trempé dans de l'huile phéniquée; 3° à l'envelopper d'une toile cirée, afin d'empêcher l'évaporation, puis d'une couche épaisse d'ouate préparée à l'acide salicylique; et enfin d'une bande médiocrement serrée. Ce pansement pourra rester en place un ou deux jours. Si la plaie est profonde (un moignon d'amputation par exemple), avant de la réunir par des points de suture métallique, on placera au fond un drain en caoutchouc, afin d'obtenir ainsi la réunion en première intention pour les bords, et en deuxième intention pour le fond. Ce drain sera maintenu tant que la plaie suppure, et servira à passer chaque jour des injections détersives à l'eau phéniquée.

Le principe qui prévaut aujourd'hui est donc celui de l'occlusion. Avant, on bourrait les plaies de charpie et on provoquait ainsi les accidents de la pyoémie, qui n'étaient autres que des ostéo-myélites, des angéites, des névrites et myosites (car les muscles même n'en sont pas à l'abri).

Dans les fractures compliquées de plaies, c'est tou-

anesthésie. La suppuration serait ainsi due aux corpuscules blancs venant sourdre de la surface de la plaie.

jours ce même principe d'occlusion qui doit être appliqué. A cet effet, après la réduction, on traite la plaie comme il a été dit plus haut, c'est-à-dire qu'on la lave et exprime avec une éponge, à l'eau phéniquée, et on la réunit par première intention. Si les fragments sont trop pointus, on les réséquera, et s'ils tendent à faire saillie, on les fixera par des pointes d'ivoire, à la manière des menuisiers, c'est-à-dire qu'après y avoir foré des trous au moyen d'une vrille, on y chassera deux ou trois chevilles, qu'on coupera à ras de l'os, et on réunira la plaie par quelques points de suture métallique. Il est très-important que l'occlusion soit parfaite, pour empêcher l'air de pénétrer dans la fracture et de vicier le pus. Si on a affaire à des sujets très-sensibles, on les endormira préalablement au moyen du bi-chlorure de métylène, car il est inutile de faire souffrir les blessés quand on peut l'éviter sans danger. La plaie est ensuite recouverte de *protective*, et matelassée de *lint* ou de gâteaux d'ouate trempés dans de l'huile phéniquée. Cela fait, on enveloppe tout le membre d'un épais matelas d'ouate, on applique les attelles de carton qu'on assujettit avec la bande roulée, et on égalise la surface du pansement avec de la colle d'amidon. La coque étant durcie, on la fenêtrera à l'endroit de la plaie, pour les pansements journaliers (1).

(1) Tout le monde connaît l'empaquetage de M. Alphonse Guérin. Il enveloppe le membre d'ouate de manière à faire une espèce de ballot, avec lequel le malade a peine à se mouvoir. Quand l'appareil est percé, il met une nouvelle couche d'ouate, qu'il laisse en place pendant une vingtaine de jours. Il prétend ainsi filtrer l'air et empêcher les vibrions

Nous devons dire également un mot des opérations qui ont été améliorées, au point d'enlever à la chirurgie ce qu'elle avait de douloureux et d'effrayant.

1° *Anesthésie.*

On sait par quelles phases multiples cette méthode a passé : d'abord l'éther, puis le chloroforme, les injections de chloral, et enfin le bi-chlorure de métylène, qui peut être considéré comme définitif, puisque avec lui on ne fait courir aucun danger aux opérés. Le bi-chlorure de métylène ne porte pas son action sur le cœur, comme le chloroforme; les malades s'endorment comme dans un sommeil naturel; leur figure reste rosée et épanouie. Il semblerait même que la circulation est facilitée. Il n'y a également point cette période intermédiaire d'agitation ou

et bactéries de pénétrer jusqu'à la plaie. Mais il a été démontré que ces infiniment petits ne se laissent pas arrêter pour si peu; qu'à la levée de l'appareil on trouve la plaie baignée d'un pus fétide où grouillent des myriades de bactéries, et que l'infection putride est loin, ainsi, d'être empêchée. Cela est tellement vrai que la statistique de M. Alph. Guérin, avec ses pansements, accuse une mortalité de 30 p. c., tandis qu'avec les pansements de Lister la mortalité ne dépasse pas 2 p. c. — Là où l'ouate peut être utilisée, c'est dans les plaies récentes, susceptibles de guérir en première intention; il y a plus de vingt ans que nous appliquons nos appareils pour ces cas. Ce n'était donc pas la peine que M. Alph. Guérin vînt enfoncer une porte largement ouverte, puisque les appareils ouatés sont actuellement admis dans la pratique de tous les chirurgiens. — Le pansement de M. Alph. Guérin est une reproduction malheureuse des pansements inamovibles de Larrey père. Il ne fallait pas faire tant de bruit, et surtout ne pas engager la responsabilité scientifique de l'Académie de médecine de Paris.

d'ébriété qu'on a avec le chloroforme. Le chirurgien n'a donc pas à s'occuper de son malade : *perinde ac cadaver.*

2° *Hémostase.*

Ce qui gênait autrefois le chirurgien, ce qui faisait qu'il était obligé de terminer l'opération avant d'y avoir donné tous les soins nécessaires, c'était l'écoulement de sang. Grâce à la bande d'Esmarch, il peut opérer maintenant comme à l'amphithéâtre; aussi l'opération n'est-elle plus précipitée; elle a lieu avec calme et réflexion. On peut y faire des retouches; comme le coupeur taille le drap.

Avant d'appliquer la bande d'Esmarch, il y a certaines précautions à prendre : ainsi, comme on refoule le sang de bas en haut, il faut s'assurer s'il n'y a pas danger de congestion interne. Si le malade est pléthorique, il vaudra mieux laisser couler une certaine quantité de sang. Cela est tellement vrai que, récemment, un accoucheur s'est servi de la bande d'Esmarch pour faire revenir à elles des femmes en couches, après de grandes pertes de sang, en appliquant la bande élastique à chaque membre inférieur, de manière à rétrécir le cercle circulatoire d'un bon tiers.

Quand on opère sur des membres en suppuration, il faut appliquer la bande, d'abord de haut en bas, afin d'exprimer tout le sang vicié; puis de haut en bas, pour empêcher l'afflux du sang nouveau. Cette précaution est de toute nécessité, afin d'empêcher l'infection putride.

3° *Pulvérisations phéniquées.*

Pendant toute la durée de l'opération on projettera sur les chairs vives, des vapeurs d'eau mélangées d'acide phénique. Ces vapeurs ont pour effet de tuer les organites, pour qu'ils ne se transforment plus tard en corpuscules purulents ou autres. Quand on fait l'ablation d'un cancer, on a grand soin qu'aucun tissú malade ne reste dans la plaie; mais ce qu'on ne peut empêcher, c'est l'infiltration des organites; or, ce sont ceux-là qui probablement donnent lieu à la récidive sur place du cancer (1).

4° *Ligatures animales.*

L'opération terminée, on procède à la ligature des vaisseaux. Autrefois on se contentait de lier les ar-

(1) Nous avons déjà eu occasion d'exposer les idées morphologiques de Konheim et de Koéliker. M. Béchamp, de Montpellier, les a étendues à toutes les productions organiques, tant saines que pathologiques par ses *microzymas*. Ainsi, il a fait voir que les liquides blancs provenant du sang et des tissus, peuvent s'organiser, et que ces organisations nouvelles ou *néoplasiés*, varient d'après leur nature ou provenance. Les corpuscules ou organites que ces liquides renferment, sont autant de germes qui se multiplient par endogénie, et qu'il est par conséquent important de tuer sur place.

Tel est le but des pulvérisations phéniquées. On aurait donc tort d'y voir une précaution de luxe. Le pulvérisateur, par son petit volume, peut se transporter partout. Il peut également servir dans les diphthéries, soit de la gorge, soit des voies aériennes, soit du vagin et de l'utérus, en se servant d'un spéculum de verre ou de porcelaine.

Les médecins pourront se procurer les objets nécessaires aux pansements désinfectants de Lister à l'Institut dosimétrique.

tères principales, et on laissait le suintement s'arrêter par coagulation; mais c'était le sang coagulé resté dans la plaie qui donnait lieu à la putrescence du moignon. On comprend donc qu'il est important qu'aucune partie de sang extravasé ne reste dans les chairs. C'est pour cela qu'il faut lier *indistinctement* tous les vaisseaux qui donnent. On saisit ceux dont la lumière est béante, et après les avoir isolés, on les lie avec du *catgut* ou fils en boyau de chat, trempés dans de l'huile phéniquée. Ces ligatures ont l'avantage de pouvoir être laissées dans la plaie; aussi on les coupe très-près. Les vaisseaux qu'on ne voit point, ou plutôt qu'on soupçonne parce qu'ils donnent, sont saisis avec la pince hémostatique, et on y fait une ligature en masse. Il ne faut pas craindre d'y comprendre les filets nerveux, ceux-ci suivant en général les artères principales.

Ainsi donc, on liera tout vaisseau qui donne : artères et veines. Fait à fait qu'on pose les ligatures, on desserre le garrot, jusqu'à ce que la plaie ne saigne plus. On la déterge alors avec de fines éponges trempées dans de l'eau phéniquée, qu'on change chaque fois qu'on s'en est servi, afin de ne pas transporter les organites. Si la plaie présente des points blafards, on la touchera avec une solution de chlorure de zinc. Cette précaution est surtout nécessaire en cas de cancer ou d'ulcère de mauvaise nature (1).

On panse ensuite comme nous l'avons dit plus haut.

(1) On connaît le caustique ou pâte au chlorure de zinc du docteur Canquoin. Cet honorable médecin, que ses détracteurs ont voulu con-

MOYENS INTERNES.

1° *Régime.*

Le régime des blessés doit être analeptique, c'est-à-dire propre à refaire le sang. Les bouillons, les gelées animales, les laitages en feront la base. Successivement, on passera aux aliments solides, au vin, à la bière. Autrefois on tenait les blessés très-faibles, et on nourrissait ainsi la fièvre, en même temps qu'on augmentait le danger des absorptions morbides. Il faut consulter avant tout les aptitudes digestives du malade, tenir la langue propre au moyen du sel du Sedlitz ; on peut ainsi nourrir le blessé comme avant. Nous considérons ce point comme extrêmement important. Un blessé n'est point un malade, mais qu'il faut empêcher de le devenir. Dans quelques cas — mais rarement — nous donnons le quinquina en décoction. Nous avons remarqué que ce médicament, quand il n'est pas supporté, donne lieu à la diarrhée ; et il empêche de donner des aliments. Les mucilagineux

fondre avec les guérisseurs, — « La calomnie, docteur, il en reste toujours quelque chose ! » — n'avait d'abord eu en vue que la destruction des tissus malades. Dans une récente visite que nous avons eu occasion de lui rendre à Dijon, nous avons pu nous assurer que pour quelques cancers : ceux de la bouche, de la langue, de l'arrière-bouche, il se contente de les toucher avec de l'acide phénique. Son but est de détruire ainsi les organites et d'empêcher la pullulation du cancer. Rien n'empêche d'employer également le chlorure de zinc liquide.

amers, tel que le colombo, sont préférables; mais on y substituera avec avantage la quassine.

Trois ou quatre granules par jour

Le repos de la nuit doit être demandé à la régularité des fonctions. On s'abstiendra donc, autant que possible, de narcotiques. Toutefois, on pourrait au besoin donner trois ou quatre granules de narcéine, qui n'a pas l'inconvénient de la morphine, quant à la constipation.

2° *Traitement antifébrile.*

Il faut empêcher la tendance à la fièvre par les alcaloïdes. Un chirurgien distingué, Chassaignac, avait l'habitude d'administrer quelques jours durant, avant toute opération grave, de l'alcoolature d'aconit dans une potion, à raison de deux à trois grammes par jour. C'est ce qu'il nommait l'*entraînement* chirurgical, — comme les chevaux qu'on entraîne pour la course.

La pratique était judicieuse, puisque l'aconit tempère la fièvre ; et c'est dans le même ordre d'idées que nous donnons l'aconitine. Toutefois nous ferons ici une remarque quant à la fièvre *traumatique*. Cette fièvre ne doit pas être considérée comme une réaction extraphysiologique, pas plus que la fièvre qui précède la digestion chez les personnes délicates; c'est au contraire une préparation du travail de réparation; aussi n'est-elle pas suivie de ce profond accablement que donne un accès de fièvre pathologique ; elle se dissipe d'ordinaire par une bonne moiteur de la peau, etc., etc., un sommeil calme. Ce n'est donc pas cette fièvre-là qu'il faut empêcher; elle est même nécessaire dans quelques cas; et c'est à ce titre que les anciens ont pu élever des autels à la *déesse Fièvre, Febris diva*. Or, l'aconitine, loin d'empêcher cette fièvre, la favorise; fait qu'elle s'évolue avec plus de calme et de régularité, en enlevant toute agitation au cerveau, chose si nécessaire chez les blessés, pour les remettre de leur secousse morale. Mais ce qu'il faut empêcher, c'est la fièvre inflammatoire, avec frisson violent de début, chaleur sèche, mordicante, prostration nerveuse et trouble de toutes les fonctions de nutrition, principalement de la digestion. Toute élévation de calorique au-dessus de 29° c., toute accélération du pouls au delà de 90 à 100, doivent être réprimées énergiquement, non par les débilitants, mais au contraire par les *excito-moteurs*, c'est-à-dire les alcaloïdes défervescents. Dans ce cas, on donnera l'aconitine et la vératrine.

De chaque un granule (ensemble), jusqu'à sédation.

Si les urines sont rares et troubles—comme une eau boueuse après un grand remous — on donnera la digitaline.

Un granule toutes les heures, jusqu'à diurèse.

Si le malade est dans un grand affaiblissement nerveux, somnolent, on lui administrera l'arséniate de caféine.

Deux granules de demi-heure en demi-heure, jusqu'à réveil complet.

Nous ferons remarquer que la somnolence continue, chez les blessés, indique une congestion débutante du cerveau. Le sommeil, pour être physiologique, c'est-à-dire réparateur, doit avoir lieu périodiquement. Il est même bon de tenir le malade réveillé en le distrayant ; comme il faut le laisser dormir dès que la fatigue se fait sentir. Pour obtenir cet équilibre fonctionnel, une bonne alimentation suffit généralement. Le proverbe salernien : *Somnum post prandium nocuum*, n'est vrai que lorsqu'on se livre à des excès de table. — Encore faut-il cuver son vin.

Chez les blessés et les opérés, ce qu'il y a de plus urgent, c'est la réparation du sang, il faut donc les nourrir autant que possible, en excitant légèrement les forces digestives par la quassine, et en entretenant la régularité des garde-robes par le sel de Sedlitz.

Il faut aux blessés une alimentation suffisamment salée, afin de rendre au sang et aux humeurs le chlorure de sodium, par suite des pertes qu'ils ont subies.

Nous avons dit plus haut que le chlorure de sodium disparaît des urines dans la plupart des grandes inflammations ; il en est de même après les grandes fatigues et après des pertes abondantes. Nous avons raconté dans notre petit opuscule : *La longévité humaine ou l'Art de prolonger la vie* (1), l'anecdote suivante, qui

(1) Les pédants n'aiment point, en général, qu'on s'adresse au public, si ce n'est dans leur langage affecté et souvent inintelligible. Nous laissons ces Trissotins de la médecine se complaire dans leurs amphigouries. Nous consentons même à rester en dehors de leurs sociétés, « où nul n'a de science qu'eux et leurs amis » — c'est-à-dire à la condition que ces amis

indique un grand bon sens chez le peuple, en dépit des préjugés dont il est assailli.

Le Bouvier intelligent.

« Le sel remet de la fatigue ; voici un fait que nous avons recueilli en chemin, un jour que nous rencontrâmes un individu faisant même route que nous. C'était un quidam d'apparence grossière, mais à l'air intelligent. Tout en cheminant, il nous apprit qu'il était bouvier de son état et qu'il conduisait les bestiaux destinés à la boucherie. Au commencement il lui était arrivé de devoir en laisser en route. Mais maintenant, nous dit-il, cela ne m'arrive plus, parce que j'ai trouvé le remède. »

— Et ce remède quel est-il ?

« Le voici : au départ, je me pourvois de gros sel, et lorsque le soir à l'étape une de mes bêtes refuse de boire, je lui en fourre dans le gosier une poignée : presque immédiatement après, l'animal boit et mange ; le lendemain, il est reposé et peut se remettre en route. »

Le simple bon sens avait donc appris à cet homme grossier ce que la science n'a fait connaître qu'après coup : c'est-à-dire que le sel sert à la reconstitution du sang et des tissus. Un chimiste belge, M. Bergé, a étudié l'action du chlorure de sodium sur l'organisme

soient leurs complaisants et leurs adulateurs. Nous sommes peuple et nous aimons à nous entretenir avec le peuple, c'est pourquoi nous avons fait une foule de *petits traités d'hygiène*, que nous croyons n'avoir pas été sans profit pour le public.

vivant, et il a fait voir que sans le sel marin dans le plasma du sang, la fibrine, l'albumine, la musculine, l'ostéine, c'est-à-dire tous les produits protéiniques qui entrent dans la nutrition, se solidifieraient, et que les globules rouges du sang se dissoudraient. Ces globules se décomposent dans une solution d'albumine pure, tandis qu'une eau albumineuse (comme le sérum du sang) contenant un centième seulement de sel de cuisine, conserve parfaitement ces globules, sans qu'ils s'altèrent. Les individus qui manquent d'éléments salins dans le sang, sont pâles, chlorotiques, œdémateux, albuminuriques; leur appétit disparaît, la sécrétion de la salive et du suc gastrique diminue; or, c'est le cas des blessés et des opérés qu'on soumet à un régime trop fade. C'est plaisir, quand nos bonnes sœurs distribuent la nourriture à nos malades, de les voir puiser à pleine main dans la boîte à sel.

Nous n'avons pas à revenir sur ce que nous avons dit de l'action du sel commun ou chlorure de sodium sur le sang, mais nous ne pouvons nous empêcher de rappeler que le sang absorbe de l'oxygène en raison directe du chlorure de sodium qu'il contient; qu'il stimule dans la même proportion l'acte chimico-physique de la nutrition, et provoque l'expulsion par les reins, les poumons et la peau, des principes azotés de la nutrition régressive des tissus.

L'hygiène des blessés ainsi entendue, la chirurgie, loin de leur être préjudiciable, leur permet, au contraire, de faire peau neuve. A chaque instant, il nous arrive de recevoir dans notre service, pour des plaies de fabrique, des enfants lymphatiques, exténués par un travail au-dessus de leurs forces, quelques-uns atteints de tuberculose pulmonaire, et qui, grâce à un régime réparateur, reprennent la santé de leur âge, mais, hélas! pour retourner dans ces pandémoniums qu'on nomme ateliers, et qui constituent l'accompagnement obligé de la civilisation — car il faut vivre avant tout.

—

Nous ne pouvons terminer ce chapitre relatif au traitement des blessés, sans dire un mot de l'infection purulente ou septicémie. Tout ce qu'on a avancé à ce sujet doit être considéré comme de simples vues de l'esprit — le plus souvent d'esprits peu clairvoyants, — car ces vibrions, ces bactéries sont innocents de tout le mal qu'on leur reproche. Ils sont moins cause qu'effet, et pourraient répondre comme l'agneau de la fable :

Comment l'aurai-je fait si je n'étais pas né?

On ne saurait cependant contester leur existence. Le docteur Beale a fait voir sur des animaux atteints de la peste bovine, des animalcules doués d'une activité vitale propre, se fixant sur les muqueuses, s'y multipliant, pénétrant de là dans le sang et produisant des désordres nerveux qui caractérisent cette fièvre, décomposant les globules rouges, faisant éclater les globules blancs et déterminant ainsi des embarras ou obstructions de la circulation (embolies).

C'est le cas de la septicémie, où l'on voit apparaître dans les plaies des organismes inférieurs, qui y sont attirés, comme les mouches sur les corps en décomposition. D'où ces organites viennent-ils? Se développent-ils spontanément? On ne saurait l'admettre. Les germes s'en trouvent donc dans l'air; voilà pourquoi celui-ci ne saurait être assez pur. A la fin de la guerre de 1870, nous avons été visiter les ambulances à la frontière, et le spectacle que nous avons eu sous les yeux a été loin de nous édifier. C'était la guerre dans toute son horreur : des putréfactions, non de morts, mais de vivants! Les blessés étaient couverts de mouches au point de ne plus présenter d'apparence humaine, et de leur poitrine s'échappait un air empesté. Ils étaient donc dévorés à la fois à l'intérieur et à l'extérieur. Il aurait fallu leur donner les antiseptiques, mais les arséniates faisaient défaut dans les pharmacies. Ayant toujours avec moi une pharmacie de poche, je pus distribuer quelques tubes d'arséniate de quinine qui ont rendu — j'en ai reçu la nouvelle depuis — de grands services.

La fièvre septicémique doit donc être traitée comme une fièvre miasmatique; par conséquent par l'arséniate de quinine; puis, quand on est parvenu à rompre l'accès, par l'aconitine et la vératrine pour régulariser la chaleur et le pouls. En même temps, on rafraîchira le sang par le sel de Sedlitz.

Si de nouvelles guerres viennent à éclater,

..... Di, tale omen avertant!

il faudra donc munir amplement les ambulances de médicaments dosimétriques.

20.

Nous venons de prononcer le mot de *dosimétrie* : eh bien, nous ne nous en dédirons pas. Pourquoi les médecins ne se rallieraient-ils pas à une méthode qui est à la fois sûre, expéditive et commode, et qui ne change en rien les principes d'Hippocrate? qui permet au contraire de diriger les mouvements vitaux avec autant de précision que le cavalier son coursier?

Ce n'est pas que nous nous plaignions : à peine portée devant le public depuis cinq ans, la dosimétrie fait chaque jour d'énormes progrès, ainsi que l'attestent les nombreuses correspondances enregistrées dans le Répertoire, pour servir un jour à l'histoire de cette grande réforme de la thérapeutique.

Dernièrement encore, nous recevions d'un praticien très en vogue, une lettre dont nous extrayons le passage suivant : « Je ne puis m'empêcher de vous admirer dans les généreux et intelligents efforts que vous ne cessez de faire avec une ardeur toute juvénile, pour arriver à asseoir la thérapeutique sur une base solide et rationnelle. Quand on met au succès d'une idée excellente en soi, une activité et une conviction aussi puissantes que celles qui vous animent, cette idée doit réussir en dépit de tous les obstacles qu'elle rencontre sur son passage. C'est l'avenir qui est réservé à la cause que vous défendez. »

Nous avons répondu à ce bienveillant confrère, que la tâche nous a été rendue facile par l'appui que, de toutes parts, les médecins veulent bien nous donner.

Aussi, ce n'est pas nous qui sommes en cause, c'est le corps médical tout entier, qui sait qu'il est de son devoir de défendre l'héritage que notre père commun nous a légué, comme lui-même l'avait reçu de ses prédécesseurs. Le Répertoire de thérapeutique c'est comme les tables votives du temple de Cos : chacun se croit le devoir d'y inscrire ses observations.

Nous n'avons fait — comme Hippocrate de son temps — que les enregistrer. Aussi, ce Manuel n'est qu'un faible résumé d'une doctrine qui, du premier jour où elle a paru, a été accueillie par des sympathies générales.

Elle était dans le vrai de la situation ; et la vérité est toujours sûre de triompher.

Dans quelques mois paraîtra le Manuel de pharmacodynamie dosimétrique ; nous espérons qu'il n'obtiendra pas moins de succès que son aîné.

RÉSUMÉ.

Un livre, quelque court qu'il soit, a besoin d'être résumé. L'auteur doit ménager le temps de ses lecteurs en leur disant en peu de mots ce qu'il a voulu leur dire.

Leur apprendre, serait ici une prétention déplacée, nous étant adressé à des égaux, à des praticiens comme nous.

C'est précisément pour cela que nous avons rendu notre travail aussi sommaire que possible.

Il ne s'agissait point tant de décrire les maladies — ce que tout praticien connaît — que d'en faire ressortir la nature au point de vue du vitalisme.

Mesurer les forces vitales, les ménager, comme un général prudent ménage ses troupes en pays ennemi, voilà évidemment la tactique du médecin.

Aussi, est-ce le caractère dynamique des maladies que nous avons eu principalement en vue.

Toute la thérapeutique peut se résumer dans ces

trois indications : *Soutenir les forces, combattre la fièvre, modifier la nutrition;* et dans les trois sortes d'agents qui y correspondent : les alcaloïdes, les métaux et les métalloïdes.

En médecine il n'y a pas de spécifiques; il n'y a que des modificateurs vitaux.

La nature n'a pas dû prévoir ce que nous nommons les *beaux cas*, c'est-à-dire les horreurs de l'anatomie pathologique; il lui a suffi de créer les moyens de les empêcher, et de nous donner l'intelligence nécessaire pour nous en servir.

Et ici répétons encore avec notre confrère Amédée Latour, au risque de paraître fastidieux (nous disons cela pour nous-même) :

« La médecine actuelle a dévié de ses voies naturelles; elle a perdu de vue son noble but, celui de guérir ou de soulager. La thérapeutique est rejetée sur le dernier plan. Sans thérapeutique cependant le médecin n'est plus qu'un inutile naturaliste, passant sa vie à reconnaître, à classer, à dessiner les maladies de l'homme. C'est la thérapeutique qui élève et ennoblit notre art; par elle seule, il a un but; et j'ajoute que par elle seule, cet art peut devenir une science. »

On l'entend : Un inutile naturaliste!

Nous dirons un naturaliste attristé, parce qu'il n'a devant les yeux que le spectacle de son impuissance.

Tandis que l'histoire naturelle nous révèle le sentiment de la vie, l'anatomie pathologique nous met devant le spectacle de la mort dans tout ce qu'elle a de hideux, c'est-à-dire l'autopsie.

Le principe de la jugulation des maladies au début,

voilà ce qui doit attirer au médecin la confiance des malades, puisque sachant qu'il s'agit de ne pas le devenir, ils réclameront les secours de l'art à temps. — Le médecin sera ainsi le conseiller des familles, qui se garderont d'en changer — pas plus qu'elles ne changent d'avocat, quand celui-ci, par de sages conseils, sait leur épargner les ennuis des procès.

Il en résultera entre médecins des rapports de confraternité et de dignité professionnelles, sachant ainsi se soustraire aux caprices et à la mauvaise foi de la clientèle — un client qui change de médecin étant le plus souvent un mauvais débiteur.

La médecine est une religion qui a pour article de foi le *vitalisme*. En dehors de ce dernier il n'y a point de salut, c'est-à-dire de guérison possible.

L'organicisme, c'est le *matérialisme* désespérant et désespéré — c'est la lutte impossible contre la mort.

La nature a répandu le principe de vie partout : elle a donné aux animaux l'instinct aveugle, et à l'homme l'esprit conscient : pourquoi nous estimerions-nous au-dessous des bêtes !

Il est vrai que nous avons contre nous nos excès, notre soif de jouir toujours inassouvie : — c'est pour cela que les animaux (nous entendons ceux qui vivent à l'état sauvage) n'ont pas besoin de médecine : ils vivent selon les lois de la nature. Mais puisque la civilisation est un danger, nous devons y parer par notre intelligence.

Les épidémies sont dues à des infiniment petits ; ne traitons pas ces derniers comme des infiniment grands en leur attribuant la part du fatalisme : cette part serait trop belle.

Sachons tirer de la thérapeutique tout le parti qu'elle comporte. — Nous avons dans la quinine l'agent anti-miasmatique par excellence : ne nous bornons pas là ; sachons profiter des autres alcaloïdes, en tant qu'agents *vitaux*, et des métaux et des métalloïdes en tant qu'agents *physiques* ; surtout comprenons que tout n'est pas matière en nous. « Cendre, nous devons retourner en cendre » ; mais avant cela, nous avons un rôle à remplir, un devoir moral à exercer. Notre corps n'est que notre enveloppe matérielle — notre guenille — comme a dit un grand penseur — mais sous cette défroque de mendiant, il y a la vie qui l'anime — c'est à ce point de vue que tous les hommes sont égaux. Haillons ou galons, qu'importe ?

La médecine est donc une science éminemment philosophique : n'être que matérialiste ce serait ne pas comprendre notre rôle ; ce serait donner raison à Molière qui a affublé les médecins de son temps de la robe de Sganarelle. Nous avons toujours regretté que ce grand génie n'ait pas mieux compris l'importance de la médecine. Ou plutôt, c'est parce qu'il l'a prise à un point de vue philosophique qu'il s'est attaqué à ces momeries qui des médecins avaient fait des augures, compassés pour pouvoir se rencontrer sans rire. — Aussi rien de plus lugubrement plaisant que ses *Desfonandrès* et ses *Tomès*. — Si nous ne voulons passer pour les complaisants de la mort, soyons les ministres de la vie ; et, pour cela, sachons user de tous les moyens que la nature nous a donné avec tant de prodigalité. — Sachons raisonner, mais sachons aussi agir. — Raisonner est synonyme de *déraisonner* quand on s'écarte des limites de l'humble raison. Beaumarchais aurait eu plus de raison de dire que ce qui nous distingue des *autres bêtes,* ce n'est pas de boire quand on n'a pas soif et de faire l'amour en toute saison, mais de vouloir discuter sur toutes choses. « *De omni re scibili et de quibusdam aliis,* » a dit Pic de la Mirandole, qui a été le père des pédants — race qui ne s'éteindra jamais, parce qu'elle est inconsciente dans sa prétendue science. *Verba et voces !...*

Dans la science ne voyons donc que l'humilité. Comprenons que ce qui fait le génie de l'homme c'est de savoir qu'il y a des choses qu'il ne saura jamais. — Occupons-nous de l'essence des choses, mais sans chercher à l'approfondir. Admettons la vie, mais comme un des mystères de la nature. — Faisons-nous les grands prêtres d'Isis, mais sans vouloir en surprendre le secret. Ce secret, quand nous l'aurions découvert, serait peut être la fin de tout.

FIN.

TABLE ANALYTIQUE

DES

MATIÈRES TRAITÉES DANS CE MANUEL

NÉVRALGIES CONGESTIVES.

TRAITEMENT DOSIMÉTRIQUE DE L'INFLAMMATION.

TRAITEMENT DOSIMÉTRIQUE DES INFLAMMATIONS EN PARTICULIER.

TRAITEMENT DES MALADIES CHRONIQUES ET DIATHÉSIQUES.

Pages 107 — 144.

TRAITEMENT DOSIMÉTRIQUE DES NÉVROSES.

TRAITEMENT DOSIMÉTRIQUE DES VÉSANIES.

TRAITEMENT DOSIMÉTRIQUE DES MALADIES ORGANIQUES.

TABLE ALPHABÉTIQUE

A

B

C

D

G

H

I

J

M

N

T

U

GRANULES DOSIMÉTRIQUES

POUR L'INCITATION VITALE

Caféine, — Quassine, — Arséniate de strychnine.

Les médecins trouveront dans ces granules de puissants auxiliaires, tant pour la diététique que pour la thérapeutique. Une maladie est toujours un épuisement de forces, comme dans une grande fatigue : au début du traitement il faut donc toujours remonter la vitalité.

La *quassine* est l'incitant vital de l'estomac, — la *caféine*, du cerveau, — l'*arséniate de strychnine*, des nerfs et du sang.

La manière de les prescrire est indiquée dans le *Manuel de thérapeutique dosimétrique.*

Prix : fr. 4.50 la boîte, avec remise ordinaire aux médecins et aux pharmaciens.

SEL SEDLITZ

DÉSHYDRATÉ, EFFERVESCENT

CHANTEAUD

La vulgarisation du Sedlitz Chanteaud compte parmi les plus grands services rendus à la santé.

Déjà, on peut dire qu'un grand nombre des maladies spontanées, c'est-à-dire dépendant d'un échauffement du sang et d'un vice de nutrition, ont disparu. C'est donc, à la fois, un rafraîchissant et un dépuratif.

Les médecins y trouvent un puissant auxiliaire de leurs médications, qui ne sont jamais mieux supportées que lorsque le canal intestinal est complètement débarrassé des matières qui l'obstruent : des matières *peccantes*, comme disaient avec raison les anciens, parce que ce sont ces matières qui en fermentant, produisent ou entretiennent la fièvre. Voilà pourquoi tout traitement actif doit débuter par là.

Le Sedlitz Chanteaud fera disparaître les drogues nuisibles qu'on vend au public sous le nom fallacieux de : Pilules de santé, — Pilules digestives, — Pilules antifermentatives, etc. — et qui sont composées de drastiques, au point d'irriter la membrane gastro-intestinale et souvent de la détruire.

Tout ceci explique la faveur avec laquelle le Sedlitz

Chanteaud a été accueilli par les médecins. Il serait à désirer que les remèdes domestiques se présentassent toujours sous le couvert des hommes de l'art, qui ont seuls mission de veiller à la santé publique et particulière.

Le Sedlitz déshydraté effervescent Chanteaud se vend dans toutes les pharmacies. Vente en gros à l'Institut dosimétrique, à Paris, rue des Francs-Bourgeois, 54.

Exiger la signature. Les flacons sont accompagnés d'une explication pour l'emploi.

Prix 3 fr. pour le public. — 2 fr. pour les pharmaciens et les médecins.

SUCRE

A L'OXYDE DE FER SOLUBLE

CH. CHANTEAUD

De toutes les préparations ferrugineuses, la seule qui ne produise point des renvois nidoreux ou des dérangements de corps, c'est le sucre à l'oxyde de fer soluble, parce qu'il se prend en déjeunant ou en dînant, et qu'il est absorbé en même temps que les aliments, ce qui est important quand il s'agit l'un traitement de longue durée : comme quand il est nécessaire de modifier la constitution et de refaire le sang.

Le sucre à l'oxyde de fer soluble de Chanteaud est donc autant un aliment qu'un remède. Il fait disparaître en peu de temps les chloro-anémies les plus rebelles.

Le sucre Chanteaud est particulièrement avantageux aux enfants et aux jeunes personnes en retard de règles. Ce sucre est un reconstituant du sang et ne produit aucun trouble de la digestion; au contraire, il l'active. Aux enfants il suffit d'une cuillerée à café, avant le potage pour les jeunes personnes, deux cuillerées; et pour les adultes trois cuillerées. Ce sucre n'ayant aucune saveur styptique, peut être pris avec le potage ou avec un peu d'eau.

Se vend dans toutes les pharmacies et à l'Institut dosimétrique, rue des Francs-Bourgeois, 54, à Paris.

Prix : 4 francs pour le public.

(*Exiger la signature.*)

Bruxelles. — Typ. Ve Ch. Vanderauwera.

www.ingramcontent.com/pod-product-compliance
Ingram Content Group UK Ltd.
Pitfield, Milton Keynes, MK11 3LW, UK
UKHW020556230726
13926UKWH00005B/2056

9 782016 118047